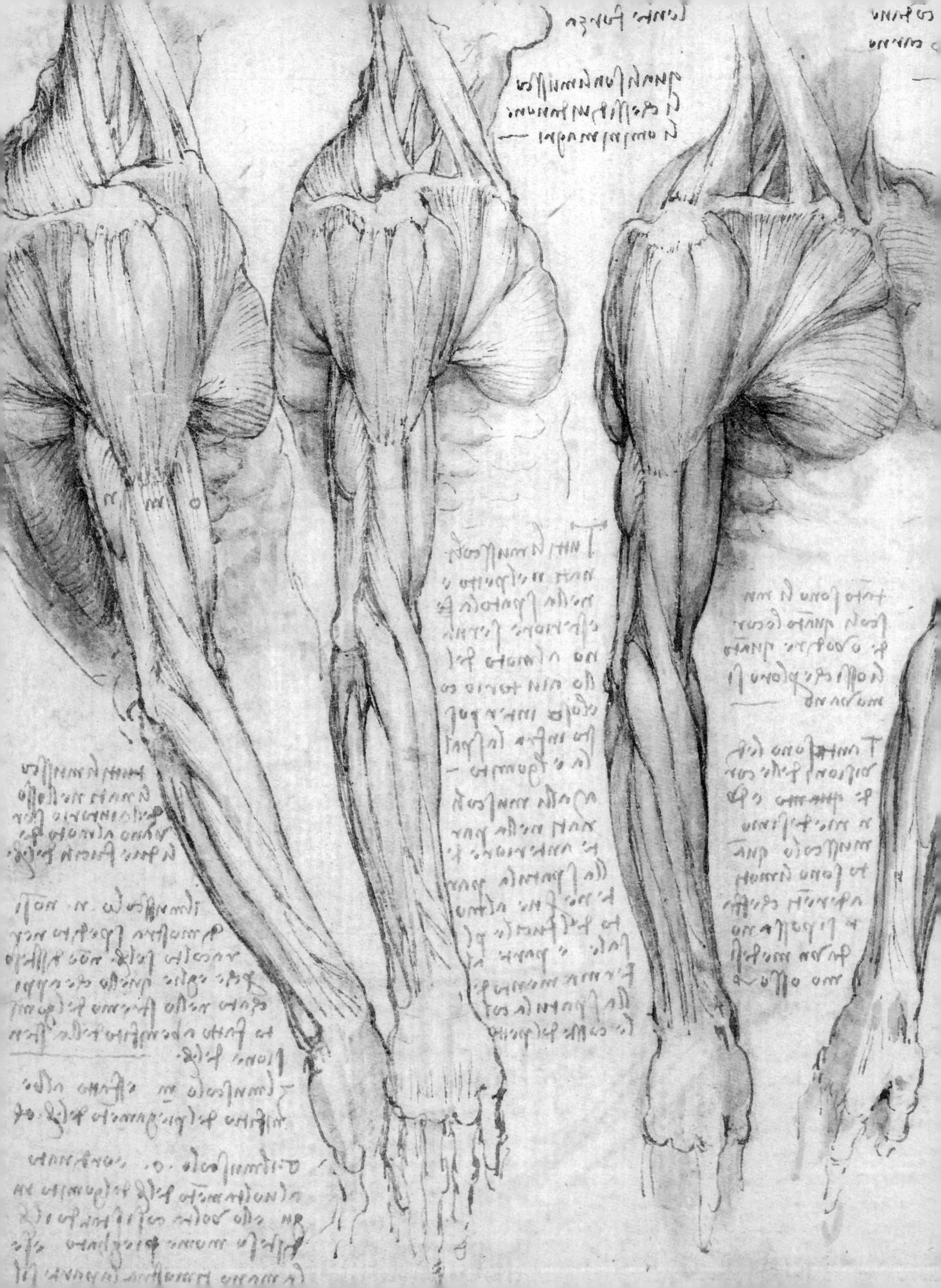

レオナルド・ダ・ヴィンチ

人体解剖図を読み解く

前橋重二

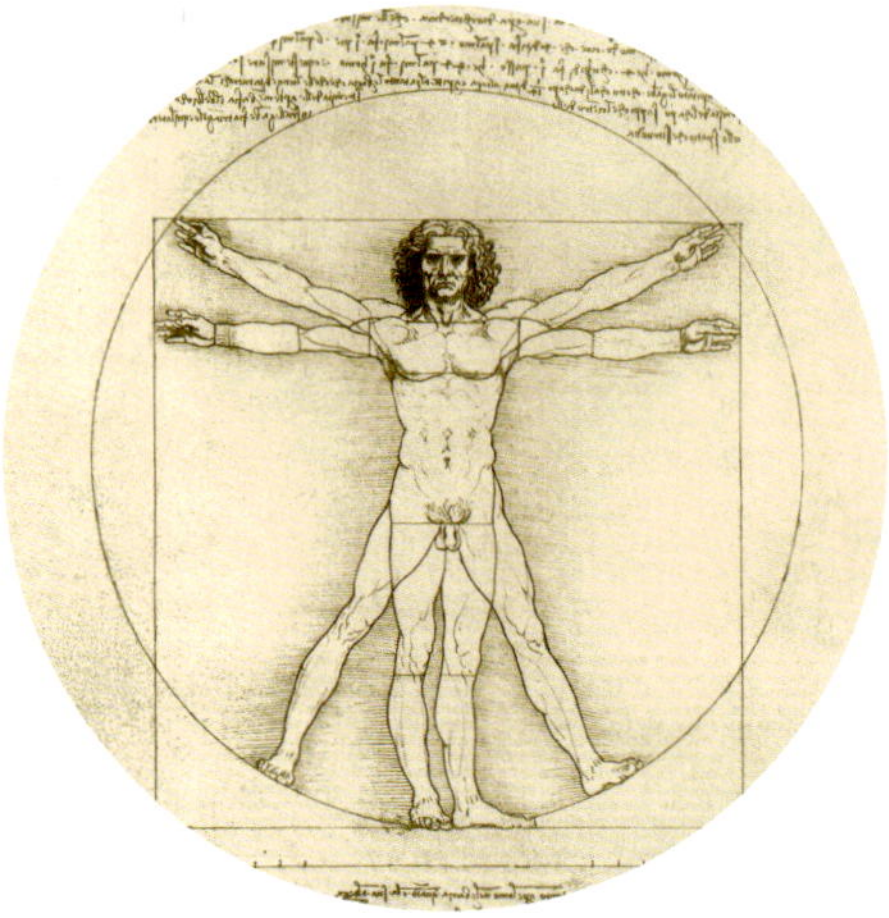

とんぼの本

新潮社

LEONARDO DA VINCI 1452–1519

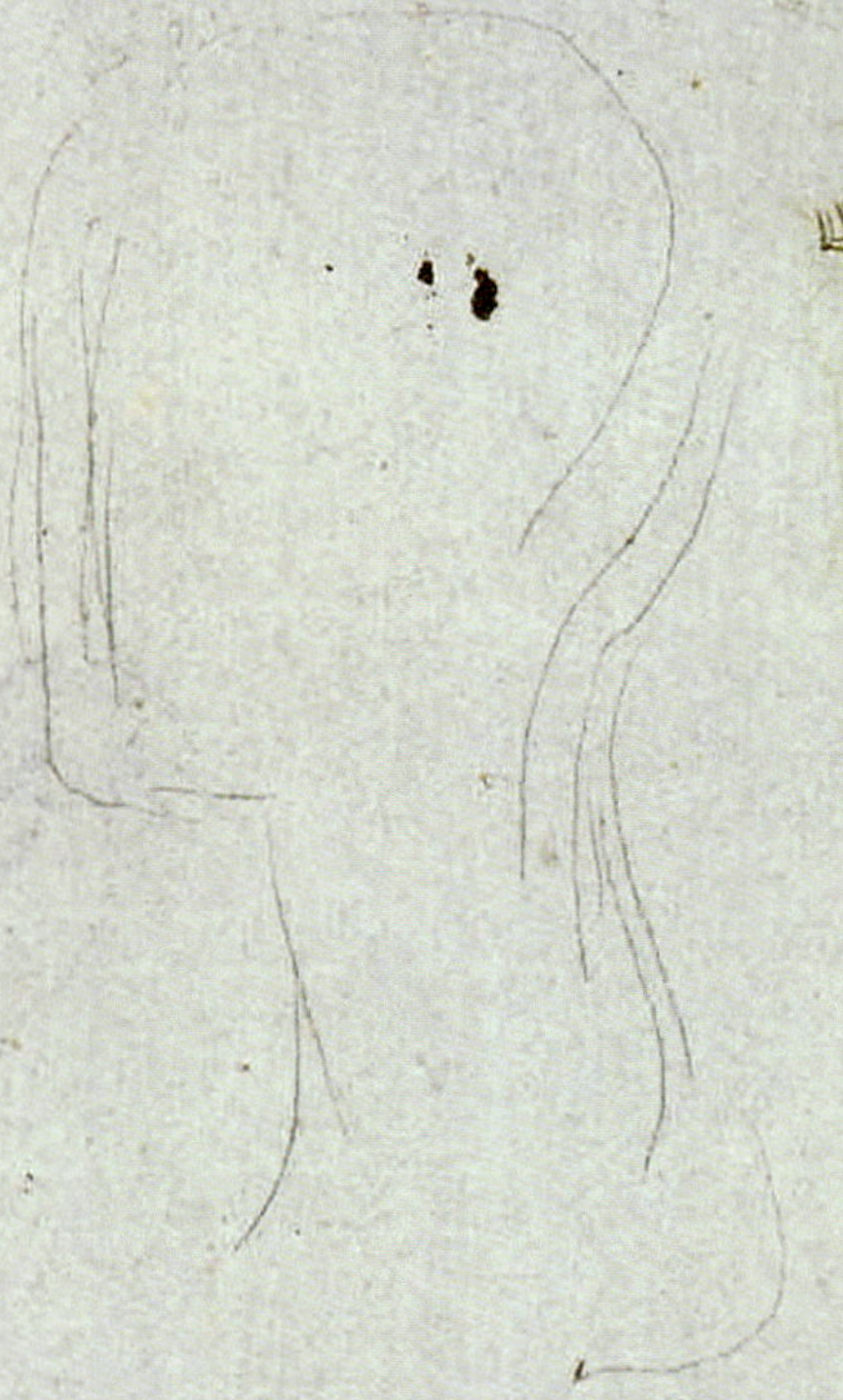

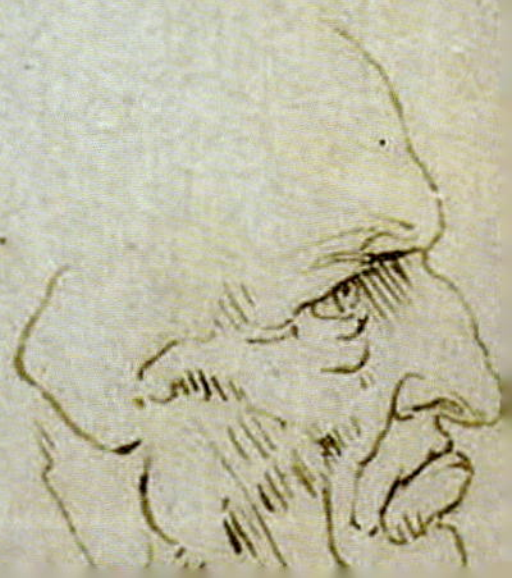

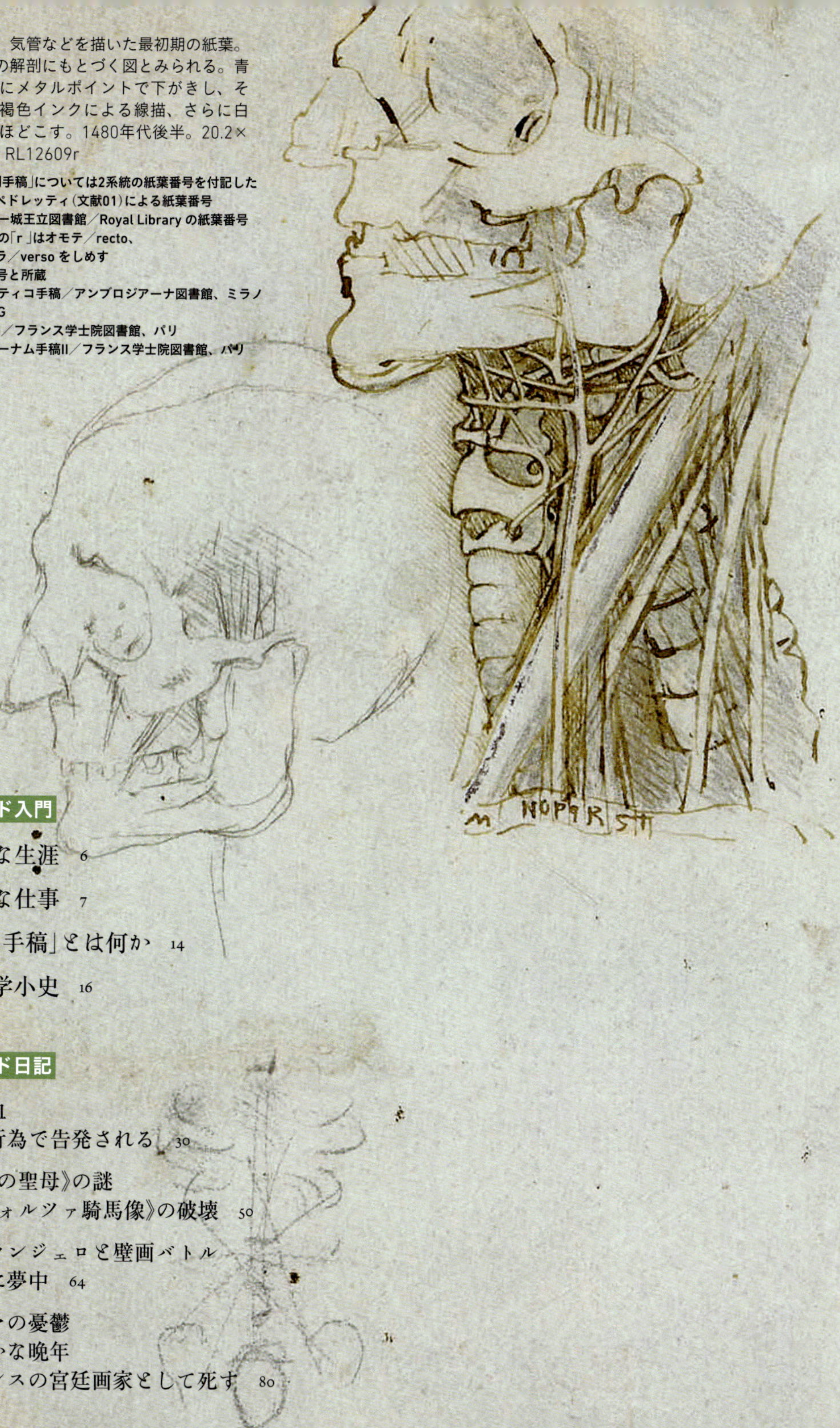

頸部の筋、血管、気管などを描いた最初期の紙葉。ヒト以外の動物の解剖にもとづく図とみられる。青く地塗りした紙にメタルポイントで下がきし、そのうえにペンと褐色インクによる線描、さらに白のハイライトをほどこす。1480年代後半。20.2×28.7cm / K&P3r RL12609r

◇英王室所蔵の「解剖手稿」については2系統の紙葉番号を付記した
K&P……キール&ペドレッティ（文献01）による紙葉番号
RL……ウィンザー城王立図書館／Royal Library の紙葉番号
番号末尾の「r」はオモテ／recto、
「v」はウラ／verso をしめす
◇その他の手稿の略号と所蔵
CA.……アトランティコ手稿／アンブロジアーナ図書館、ミラノ
MS.G……パリ手稿G
MS.I……パリ手稿I／フランス学士院図書館、パリ
Ash.II……アシュバーナム手稿II／フランス学士院図書館、パリ

レオナルド入門

レオナルド日記

レオナルド入門1

多忙な生涯

「私を妨げたものは、貪欲とか怠惰ではなく、ただ時間だけであった」

（K&P 113r）

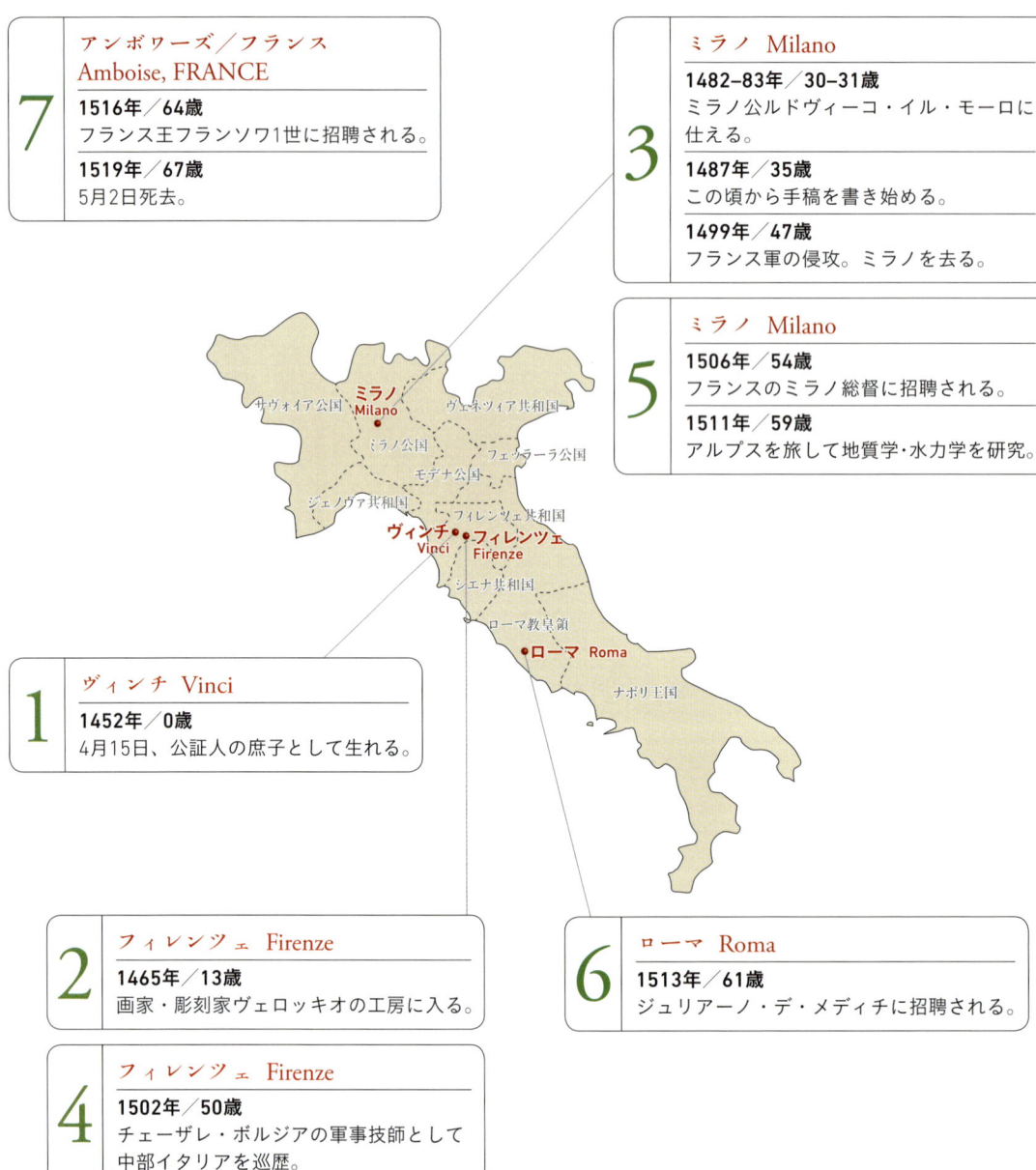

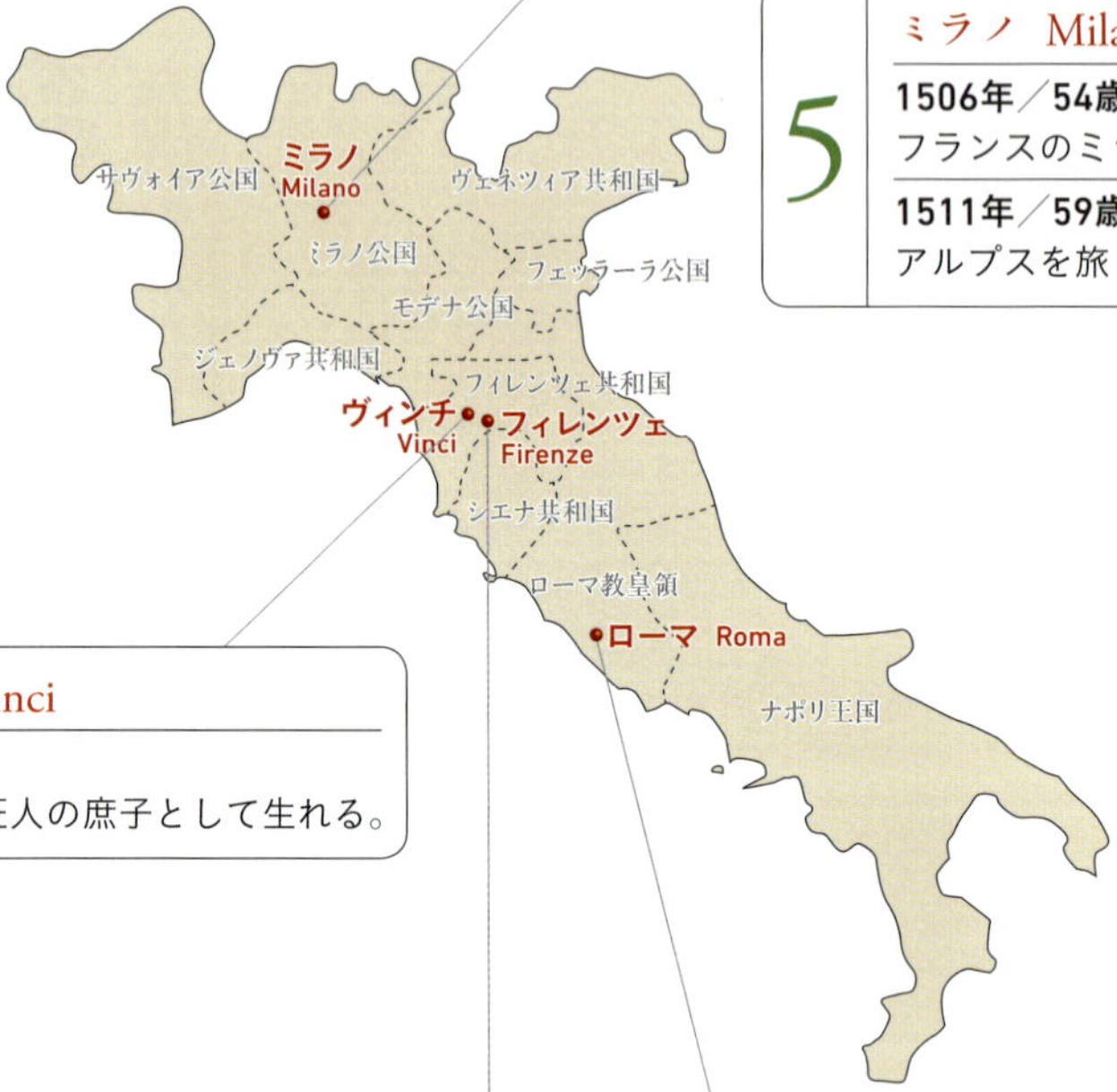

1
ヴィンチ Vinci
1452年／0歳
4月15日、公証人の庶子として生れる。

2
フィレンツェ Firenze
1465年／13歳
画家・彫刻家ヴェロッキオの工房に入る。

3
ミラノ Milano
1482–83年／30–31歳
ミラノ公ルドヴィーコ・イル・モーロに仕える。
1487年／35歳
この頃から手稿を書き始める。
1499年／47歳
フランス軍の侵攻。ミラノを去る。

4
フィレンツェ Firenze
1502年／50歳
チェーザレ・ボルジアの軍事技師として中部イタリアを巡歴。

5
ミラノ Milano
1506年／54歳
フランスのミラノ総督に招聘される。
1511年／59歳
アルプスを旅して地質学・水力学を研究。

6
ローマ Roma
1513年／61歳
ジュリアーノ・デ・メディチに招聘される。

7
アンボワーズ／フランス
Amboise, FRANCE
1516年／64歳
フランス王フランソワ1世に招聘される。
1519年／67歳
5月2日死去。

レオナルド入門2

多彩な仕事

「私は脳裡に浮かんだ想念を正しく表現できるような言葉の欠乏に悩まされるよりも、むしろ事物を正しく認識することに悩まされている」

（K&P 178r）

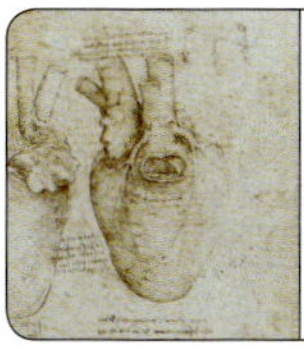

解剖学

40年を費やした「本命」

「心臓―至高の主の工夫し給いし、驚嘆すべき器械」（K&P 71r）

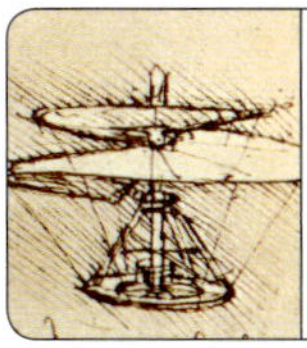

航空力学

人工翼や小型飛行機も発明したが実験は失敗

「鳥は数学的法則にしたがって活動する器械である、人間は、鳥の運動をことごとく具備せる器械をば製作することができる」

（CA. 161ra）[B]

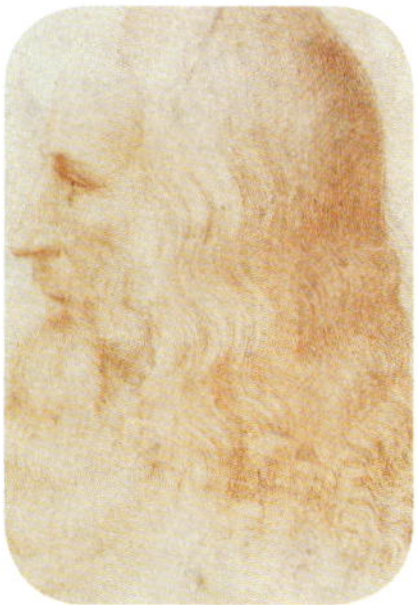

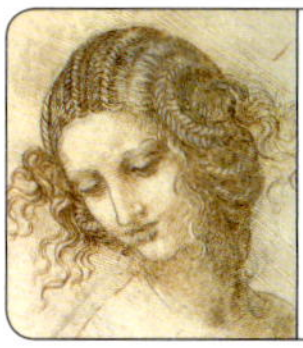

絵画

完成作わずか数点の完全主義者

「つねに実践は正しい理論の上に構築されねばならぬ。しかして透視法こそその道しるべであり入門書であって、これなくしては、絵画の場合何ものも立派に制作せられない」（MS.G 8r）[B]

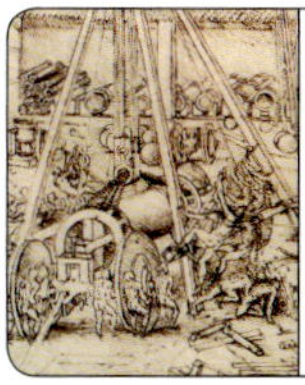

軍事学&土木工学

自薦状には戦車や大砲、要塞のプランも

「自然のもっとも大切な賜りもの、すなわち自由を維持するために、わたしは野心満々たる暴君に攻囲されているさいの攻防法を発見した……」（Asb.II 10r）[B]

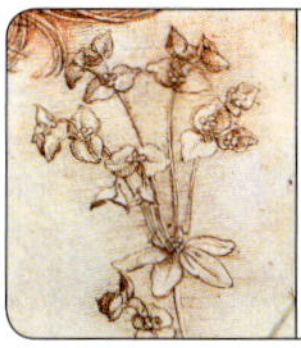

自然科学

生物、天文、物理、数学……輝く万能

「自然は、経験の中にいまだかつて存在したことのない無限の理法にみちみちている」（MS.I 18r）[B]

はじめに

知の冒険者、人体の不思議に挑む

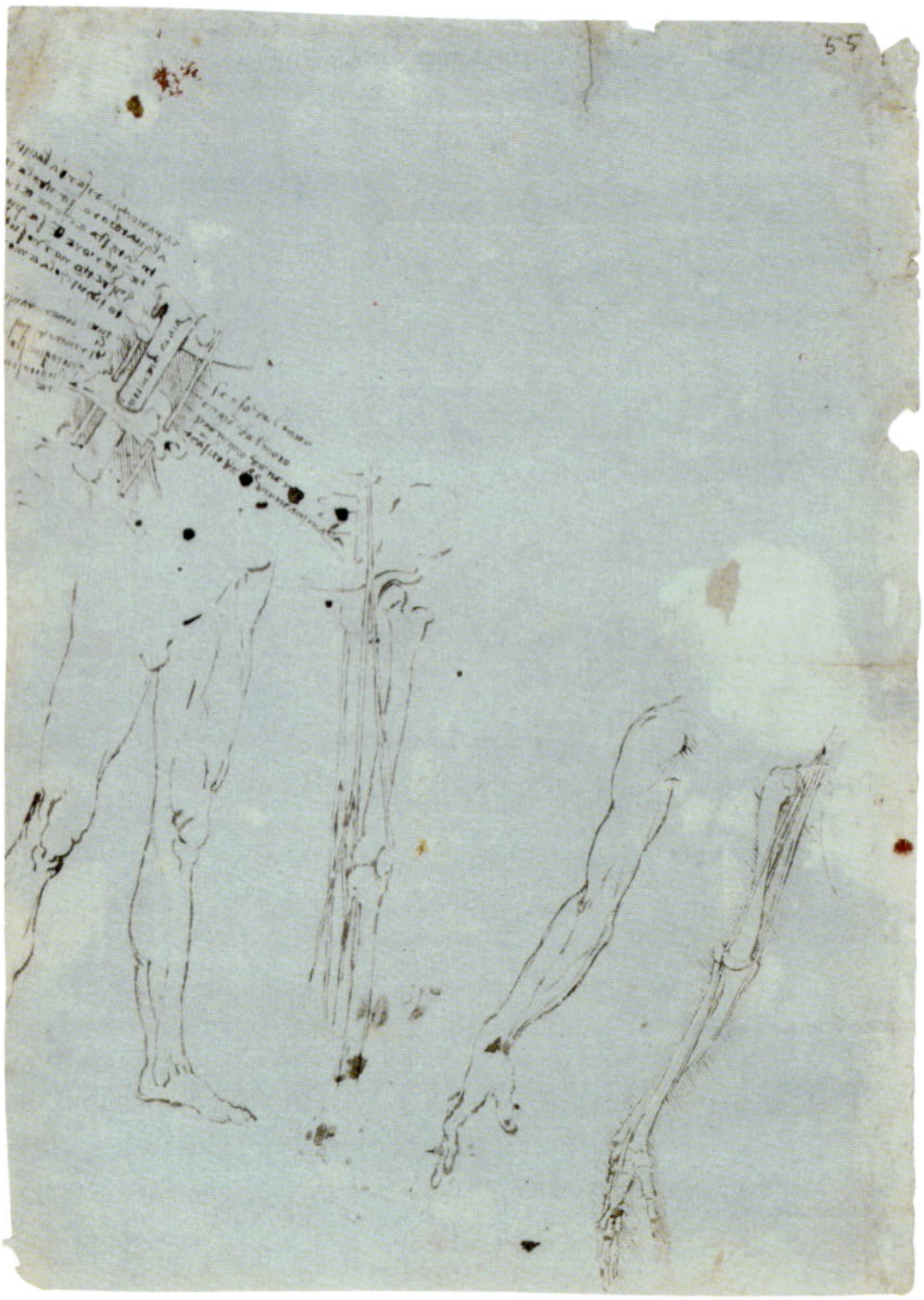

30.4×22.2cm / K&P1r RL12613v

カエルは頭部や内臓を切除してもなおしばらく生きているが脊髄を断つとたちまち絶命する。運動と生命の根幹たるその脊髄の部分にレオナルドは〈生み出す力〉と記す。四肢の骨や神経を描いた下4図はデューラーによる模写が残る。1480年代のなかば、最初期の解剖学紙葉。

ドキドキワクワクはお好きですか？　知的な驚きを、まいにち味わいながら生きていますか？　あなたの脳は震えるような歓びで満たされることがありますか？

レオナルド・ダ・ヴィンチならこれらの質問すべてに、もちろんだよ、と答えるにちがいない。彼は、もっとも祝福された大脳皮質を持つ人物のひとりであって、長い人生をつうじてただ一瞬たりとも「たいくつ」を感じなかったであろうことは、まず確実だ。というのも彼は、少年期のみずみずしく旺盛な好奇心を老年にいたるまでもちつづけ、日常の些事から興味津々たる謎をみつけだす名人だったから。たとえば――。

〈いかにして雪が形成され、いかにして溶け去るか〉[B]

〈凍った水と凍らぬ水とどちらが重いか〉

〈動脈を圧迫すると人間が昏睡するのはどういうわけか〉[A]

ただこうした「不思議」に気づくだけなら、さしてむずかしくはない。レオナルドが常人とことなっていたのは、みずから見つけた謎の解明に全力でチャレンジし、さまざまな試行錯誤をくりかえしながら、つねに前進しつづけたことだ。その具体例をあげよう。

片目を閉じて目蓋の上から手指の先で軽く押さえ、開いているほうの眼球を、左右上下&ぐるりと、動かしてみる。と、目蓋の下でも眼球が左右上下&ぐるりと動く、のがわかるだろう。私たちの両眼は、ものを見ていないときでも、なぜか連動して動くのだ。この謎にレオナルドはどう挑んだろうか。まずは「解剖手稿B」から1489年ごろのメモ。〈眼を回転させるとき、一方について他方も回るのはどういうわけか／K&P80r[A]〉。また〈どの瞼が眼の動きの原因となって、一方の眼が動くとき、他方の眼を一緒に動かすようにするのか／K&P40v[A]〉

この記述をみると、彼は当初、眼球を動かす瞼を調べれば、両眼連動のフィジカルな原因がつかめると考えたらしい。しかしその後、種々の解剖学書をまなび知識を蓄積したのだろう。連動の原因は神経系にあるにちがいないと狙いをつける。以下は1490〜92年ごろの「アトランティコ手稿」の記述。

〈解剖研究。両眼が同じ動きをする理由を見出すために、眉毛の高さのところで頭部を切断せよ。……同じ動きをする理由は、視神経が交叉していることによるのは、殆ど確実である[A]〉

左／右の眼球から発した視神経は、第三脳室の下で交叉したのち、それぞれ脳の右／左半球に接続する。両眼からの視覚情報が合流するこの「視交叉」が、左右の眼の動きを同調させる役割をはたしているにちがいない、と考えたわけだ。そしてさらに十数年後、レオナルドはじっさいに幾体もの人体解剖を手がけ、臓器の構造や機能についての理解を急速に深め、視交叉についても何枚か図を描くのだが、さすがに神経系と両眼連動のメカニズムの解明は荷が重すぎたのか、探究はそのあたりで中絶してしまう。それでも1508年ごろに、〈眼をいずれの方向へも動かす瞼、およびその筋肉を描け／ワイマール紙葉r[A]〉と書いているのは、すくなくとも眼球を動かす筋肉の所在だけは確認しておこうという心算だったろうか。

《モナ・リザ》や《最後の晩餐》といった絵画作品を見ているだけでは、こうしたレオナルドの知的生活をうかがい知ることはできない。彼は通常の意味での日記はつけなかったけれど、右にみるように自分が興味をもつ課題についてはつねに詳細なメモをつけ、謎を解明する具体的な方策を案出し、これを実行して「経験的」に問題を解こうとこころがけた。自分の眼で見て確かめる「実見主義」というべきスタンスだ。長年の疑問が氷解したときには大いなる満足感を味わったはずだが、ひとつの謎の解決は、たいていのばあい、より多くの謎をもたらし、そして彼は新たなる謎の解明にむかってふたたび邁進《まいしん》しはじめる。終わりのない探究に捧げられた日々……いったいいつ絵を描けばいいのだろう？

本職であるはずの絵画についても、彼は全力をそそぎこまなければ承知できなかった。2010年に発表された論文（文献26）では、《モナ・リザ》《聖アンナと聖母子》などの後期作品に使用された彼の陰影技法《スフマート》がきわめて「時間浪費的」なものであることがX線蛍光分析によって示唆された。どうやらレオナルドは手を抜くということができない質だったらしく、これでは顧客からの数多くの注文に応えることなど、とてもできはしない。彼は慢性的な「時間貧乏」におちいっていたのだ。

１４８２年ごろ、つまり30歳をむかえるころ、彼はミラノの支配者ルドヴィーコ・イル・モーロにあてた自薦状を書く。持ち運び可能な軽量の橋梁や火器をつくれること、要塞を攻略するさまざまな機器を設計できることなど、9項目にわたって戦略的な技術をそなえていることを謳い、最後の10項目めに〈平和な時世にありましては〉各種の建築や運河の築造などができること、また彫刻を造り〈同様に絵画も、他の何人に比較していただきましても、お望みのものは何であれ〉制作し、〈さらに青銅の騎馬像を制作致すでありましょう。その騎馬像は、閣下の父君ならびに令名並びなきスフォルツァ家の誉れ高き記念として、不滅の栄光、永遠の名誉となるでありましょう〉[c]と書きそえている。

イル・モーロがこの書状をどう受けとめたかは不明ながら、遅くとも１４８３年はじめまでにレオナルドはミラノに居を移した。少年期から長く親しんだフィレンツェに別れをつげたのは、ひとつにはヴァティカンの壁画プロジェクトの人選にもれたこと（レオナルドは大いにプライドを傷つけられたにちがいない）も影響しているのだろうけれど、宮廷人となれば慢性的な時間不足から解放され、さらに技師として水力学や機械学の研究が公然と行なえるとのポジティヴな狙いもあったのではなかろうか。じっさいにミラノ公からサラリーを支給されるようになるのは１４８０年代末で、この間《岩窟の聖母》を描き、ミラノ大聖堂の円蓋の穹窿《ティブリオ》のための木製モデルを制作したことが記録できるものの、それ以外の活動についてはかならずしも判然としない。しかしたとえ仕事が少なかったとしても、レオナルドが暇をかこつことはぜったいになかったろう。三十路に入った彼が、力学・機械学・地質学・博物学・解剖学の研究にいそしみ、広範な古典文献を読みあさりはじめたことはまちがいがなく、その「知的足跡」は30歳代以降の手稿に明瞭に残されている。日付こそないものの、これらの手稿はレオナルドの「ドキドキワクワク日記」なのである。

膨大な数にのぼる手稿群のうち、本書では「解剖手稿」をとりあげる。解剖学は、レオナルドが30歳代後半から60歳代前半まで、長期にわたって追究したテーマであり、数多くの紙葉がいまにのこり、これまでの研究で紙葉の年代や内容などが、あきらかにされてきている。これらにもとづいて、レオナルドが人体の謎にどう挑んだか、そして自然に関する理解をどのように深めていったのか、そのプロセスをたどってみたい。

そもそもレオナルドが解剖学に興味をもったのはなぜなのか。彼のように複合的な人間に、なにかをはじめるにあたって単純唯一の理由があるとは思えないけれど、ひとついえるのは１４８０年代後半のレオナルドが、たとえば人骨を見る機会があればこれを人体の輪郭に重ねて描いたり、クマが捕らえられたと聞けば行って皮を剥いだ足を詳細に素描したり、ヒトの大腿を輪切りにした図をものしたり、あらゆる機会をとらえて、生物および人間のからだの内部構造に関する情報を収集しはじめたことだ。医学や解剖学の書物に眼を通すようになり、解剖学の講義もしくは刑死者の解剖に立ち会ったこともあったかもしれない。そうしたプロセスをへて人体についての疑問が累積されていき、やがて彼は、そろそろ解剖学専用のノートを用意すべきだと考えた。のちに「解剖手稿B」と総称される紙葉群で、その冒頭と終末の数ページに彼は、解剖学書の計画および人体の謎を解明していくための「やることリスト」を記し（彼はノートを両端から使うクセがあった）、これにつづいて驚嘆すべき精緻《せいち》さで頭蓋骨図のシリーズを描いた。うち一葉に日付が記されており、私たちはそれが１４８９年4月2日であったことを知っている。これらの頭蓋骨図から、レオナルドの解剖学的冒険をみていくことにしよう。

比較解剖学ことはじめ

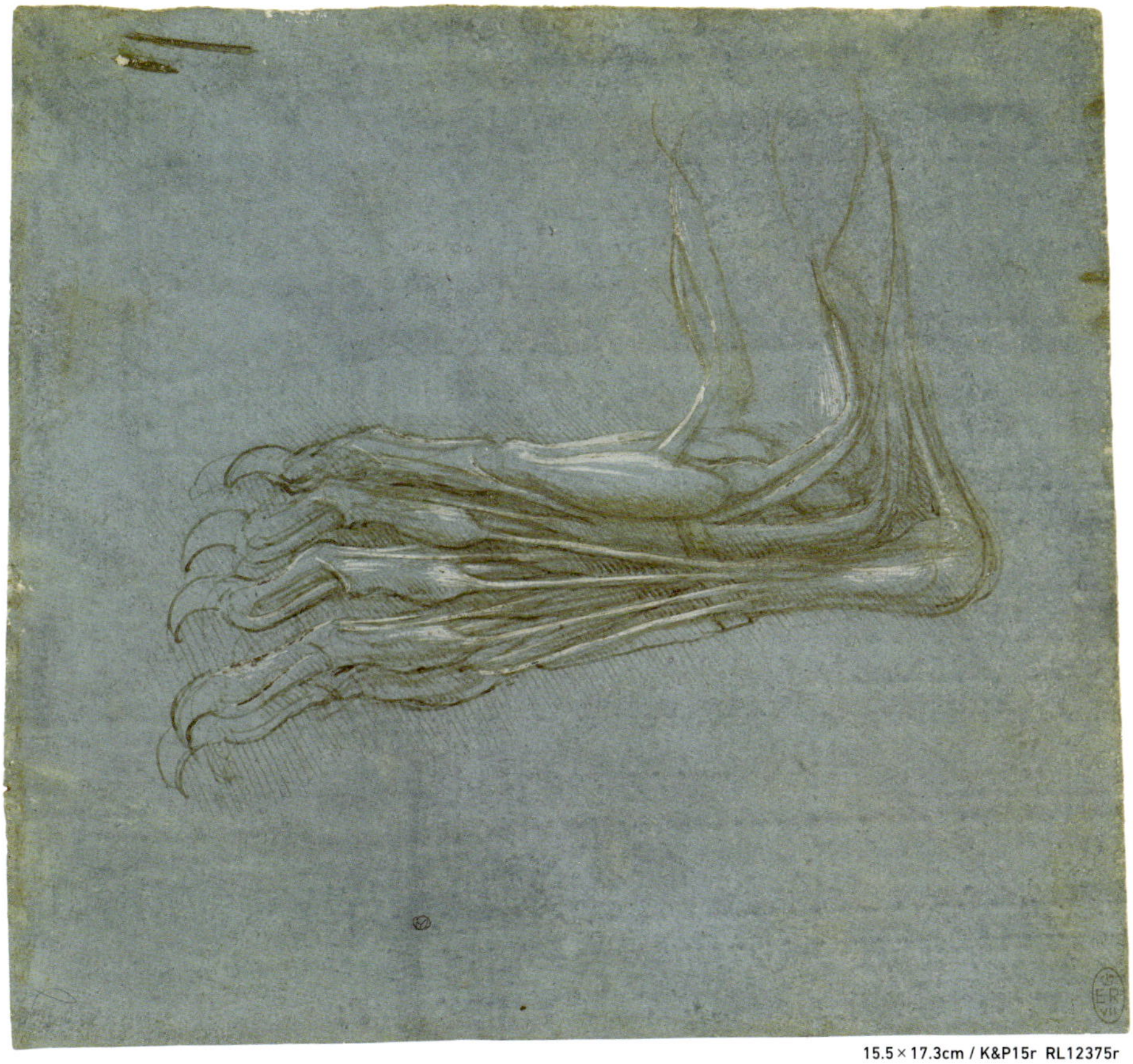

15.5×17.3cm / K&P15r RL12375r

足裏がわからみたクマの足。K・キールやM・クレイトンは「左」とするが、山田致知は「右後肢」だと断言する。クマはヒトと同じ蹠行性、すなわち踵を接地させて歩く動物で、比較解剖学的にもとても興味ぶかい。鋭い爪をもつ末節骨に繋がる腱が、中節骨に接続する腱を貫通しているあたりに、レオナルドは機械工学的な合理性を看取し、いっそう解剖学研究に傾斜していったのではあるまいか。1480年代末。青く染めた紙にペン描き、白のハイライトをほどこす。

レオナルド入門3

「解剖手稿」とは何か

現存するレオナルドの手稿は約3800紙葉。うち素描や文章などなんらかの「手跡」があるのは6000ページ強で、タイムスパンは20歳代半ばから60歳代半ばまで約40年におよぶ。残存率は4割ほどとみられているので、彼がじっさいに描き、あるいは書きしるした手稿は約1万5000ページほどか。単純計算でも1日1ページ、もっとも気力充実していた壮年期には1日数ページを書きあげたこともあったにちがいない。内容は多岐にわたり、箴言《しんげん》、自作の寓話や小話、手紙の下書きや金銭出納メモ、弟子サライの不行跡、旅の携行品リスト、やることリストなどから、絵画論や芸術論の断章、機械や建築・土木に関連するデザイン、数学や地球科学や天文学そして解剖学まで、それこそレオナルドという人格の多様さを如実にしめす。

膨大な手稿群は、愛弟子であり養子でもあったフランチェスコ・メルツィ（1493〜1570）が相続、師の手稿から抜き書きし、テーマごとに編纂しようと試みるも、わずかに「絵画論」にかかわる記述を「ウルビノ稿本」としてまとめたにとどまった（写本としてひろまり、これらにもとづいて17世紀半ばに『レオナルド・ダ・ヴィンチの絵画論』として公刊される）。

メルツィの死後、手稿は散逸しかけるが、スペイン宮廷の彫刻家ポンペオ・レオーニ（1533〜1608、ミケランジェロの弟子）がそのほぼ全量をかきあつめ、大型紙葉やバラの素描類については再編集して大判革装の2冊にまとめた。このうち『ポンペオ・レオーニ収集のレオナルド・ダ・ヴィンチによる機械・秘技および諸技に関する素画集』と題された1冊はのちにミラノのアンブロジアーナ図書館に入り、いまは「アトランティコ手稿」（1119紙葉）と呼ばれている。いっぽう芸術的な素描類をあつめた1冊『ポンペオ・レオーニの修復によるレオナルド・ダ・ヴィンチ素描集』は現在は英国のウィンザー城王立図書館に蔵され、約600紙葉のうち200紙葉が「解剖手稿」としてつたわる。

ウィンザーの紙葉群は1690年以前に英王室入りしていたが、真価を知られぬまま忘れられ、ようやく1773年に再発見。これ以降、美術史家や解剖学者のひろく知るところとなった。19世紀末から20世紀初頭にかけて上質な複製画集も刊行され、これらにもとづき1930年代以降、レオナルド解剖学についての研究が進む。

これまでに刊行されたなかでもっとも包括的な研究書は、医師で医学史家のケネス・D・キール博士とレオナルド学の泰斗《たいと》カルロ・ペドレッティ教授による、いわゆるキール&ペドレッティ版『解剖手稿』（1979・80年）で、各紙葉の制作年を判定し、また「解剖手稿A」や「解剖手稿B」などまとまった紙葉群についてはオリジナルの配列順を推定（インクのシミにより対向ページが決定できたケースも多々ある）して解剖手稿の「再編」を試み、おおよその制作年代順に新たな紙葉番号（K&P番号）を付与している。日本語版（文献01）は裾分《すそわけ》一弘・学習院大学名誉教授、故・山田致知《むねさと》・金沢大学教授らによる入念な訳文にくわえ、詳細な訳者注解（原著に対する批判もふくむ）を別冊として補した労作で、レオナルド・ファンならいちどは眼を通しておきたい基本中の基本文献だが、稀覯書《きこうしょ》ゆえその充実した内容がひろく活用されているとはいいがたい。本書では、この日本語版に依拠してレオナルド解剖学を時系列的にたどり、あわせて1990年代以降の自然科学系のレオナルド関連論文からとくに興味ぶかいものを選んでその内容を紹介した。

手稿A 1510–1511年頃

メディカルアートの極致

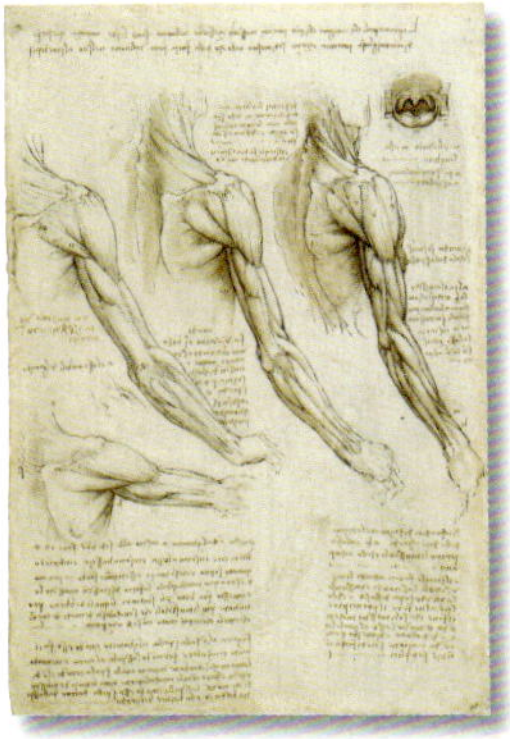

冬場を利用して一気に仕上げられたものか。主として骨格と筋肉を描く。解剖手技も巧みなら描画の仕上げも入念、イラスト技法も斬新で見応えじゅうぶん。K&P134〜K&P151の18紙葉。うち2葉は倍判サイズ。各紙葉は30×20cmほど、アトラス判の紙（約60×40cm）の1/4のサイズで、B手稿のほぼ倍の大きさ。

手稿B 1489–1510年頃

20年使った解剖学ノート

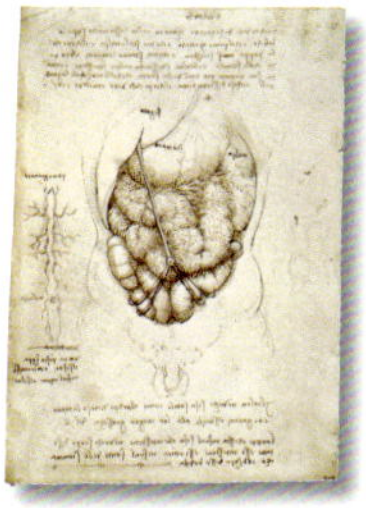

冒頭と末尾に解剖学研究の計画メモがあり、レオナルドが両端からこのノートを使いはじめたことがわかる。1489年の頭蓋骨図、壁画《アンギアーリの戦い》の関連素描、百寿者のシリーズなど内容は多彩。K&P39〜K&P81にワイマール紙葉を加えた44紙葉が残存。約19×13.3cm。当初は糸綴じの冊子装だった。

手稿CI 1509–1510年頃

テキスト主体の思考メモ

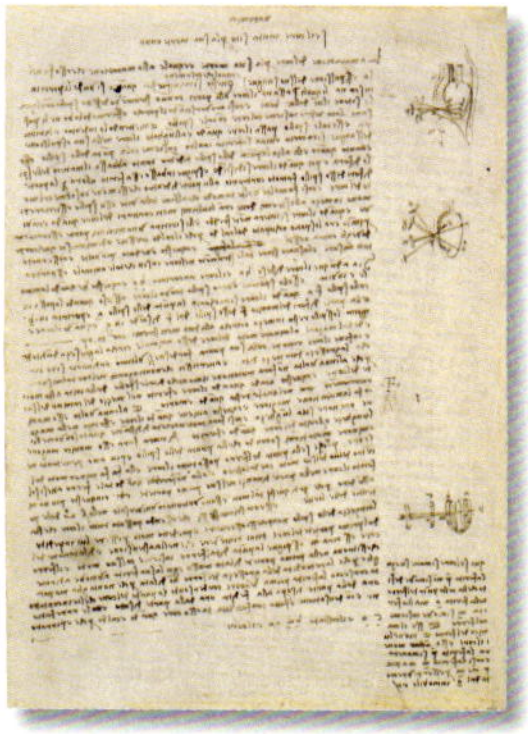

冒頭から2枚目の紙葉に「本の順序」すなわち解剖書の計画について記載がある。テキスト主体で、胸郭と呼吸、横隔膜と消化などのテーマをあつかうが、心臓右心系の血液干満運動についての記述では、眼の人にはめずらしく思考の泥沼に迷いこむ。K&P153〜K&P 161の9紙葉が残存。ページサイズは約29×20cm。

手稿CII 1513年頃

レオナルド解剖学の最高到達点

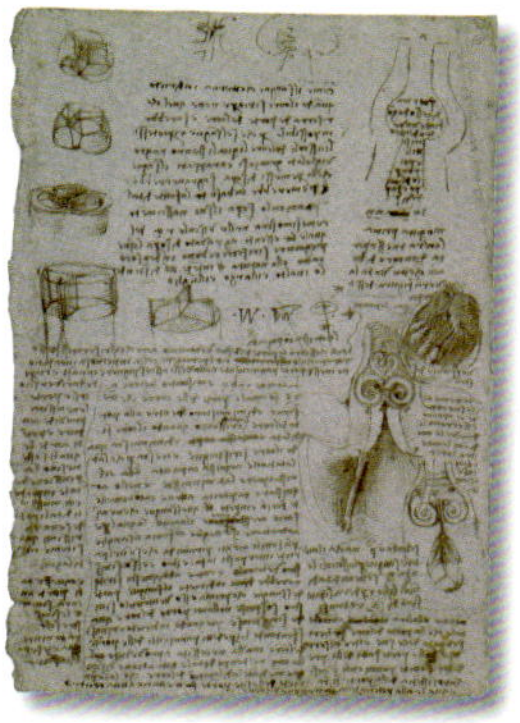

青色に地塗りされた紙を使用。インクの吸収がよく、対向ページへのうつりは認められない。冠血管や大動脈弁など、多くの紙葉が心臓の研究にあてられており、解剖図としての質も研究水準もすこぶる高い。1513年1月9日の日付をもつ紙葉がある。K&P162〜K&P 183の22紙葉。約29×20cm。1葉は倍判サイズ。

レオナルド入門4

解剖学小史
古代・中世・ルネサンス

1

医学の父 ヒポクラテス 前460年頃–

紀元前460年ごろギリシャのコス島で生まれたとされる。伝記的には不明な点が少なくないが、古代からつたわる医学知識を集大成した「医学の父」としてひろく崇敬をあつめ、江戸期日本の蘭方医の床の間にも「ヒポクラテス像」が飾られていた。彼とその後継者たちの著作を主体とした『ヒポクラテス全集』が前3世紀ごろ編まれ、西洋医学史に大きな影響をのこす。ヒポクラテスは骨の解剖学にも通じ、血液・粘液・黒胆汁・黄胆汁と疾病とを関連づける四体液説はガレノスにも高く評価され、ルネサンス期まで命脈をたもった。また「ヒポクラテスの誓い」は、医療従事者の倫理規範を列挙した誓詞としていまなお高く評価される。

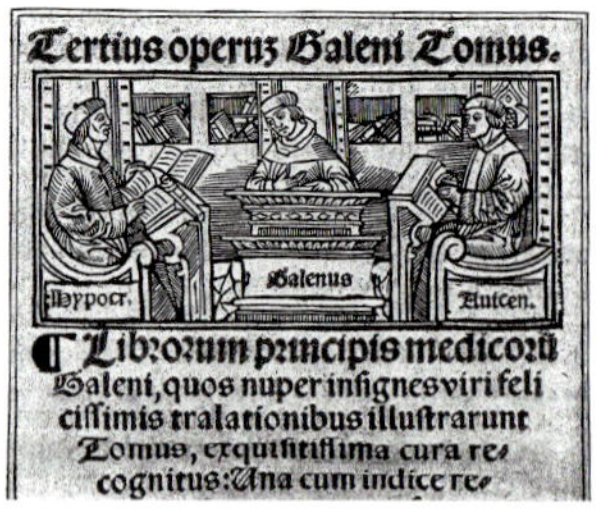

A 左からヒポクラテス、ガレノス、アヴィセンナ

2

霊魂の宿る場所 プラトン 前428頃–前347年頃

イデアについて語ることの多かったプラトンだが、後期の著作『ティマイオス』では例外的に自然について論じ、アトランティス伝説、四大元素とプラトン立体、といったテーマに加えて、医学や身体についても考察をめぐらしている。実見にもとづく記述ではないが、プネウマすなわち霊魂の宿り場所やその流れについての論考、および彼の生殖観は、ガレノスを経由して中世以降の医学にも大きな影響をあたえた。なおラファエッロは、ヴァティカン宮殿「署名の間」の壁画《アテネの学堂》でプラトンをレオナルドの似顔で描き、その左手に『ティマイオス』を抱えさせている。

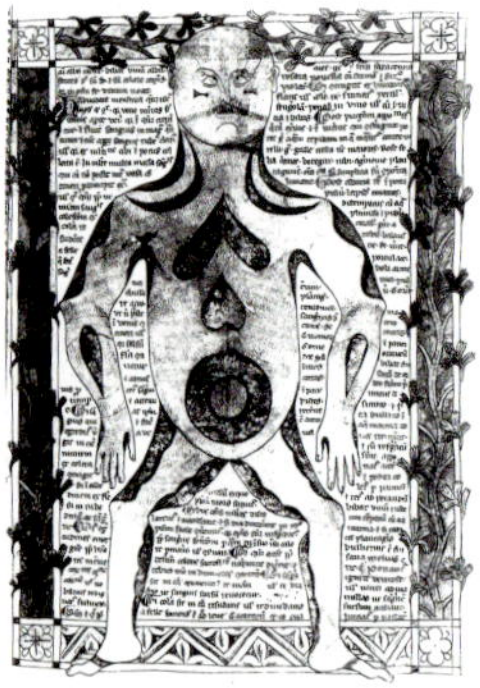

B 筋肉系の解剖図 13世紀

3

脳か心臓か アリストテレス 前384–前322年

古代ギリシャ最大の哲学者にして万学の祖。森羅万象を論じ、人類の知の歴史に量りしれぬ影響をあたえた。生物学や生命論の分野にも大きな足跡を残し、『動物誌』『動物部分論』など動物学に関わる著作では解剖所見や個体の発生プロセスを記述し、また『霊魂論』では生命と不可分な存在としての霊魂／アニマについて論じた。ヒポクラテスが精神の座を脳髄に置いたのに対し、アリストテレスが心臓に生命の源を置き、脳を血液の冷却装置とみなしたのは、鳥類の胚の発生プロセス（最初に心臓が鼓動しはじめる）を観察していたからかもしれない。精神の「脳中心説」と「心臓中心説」をめぐっては後代にいたるまで論争がつづいた。

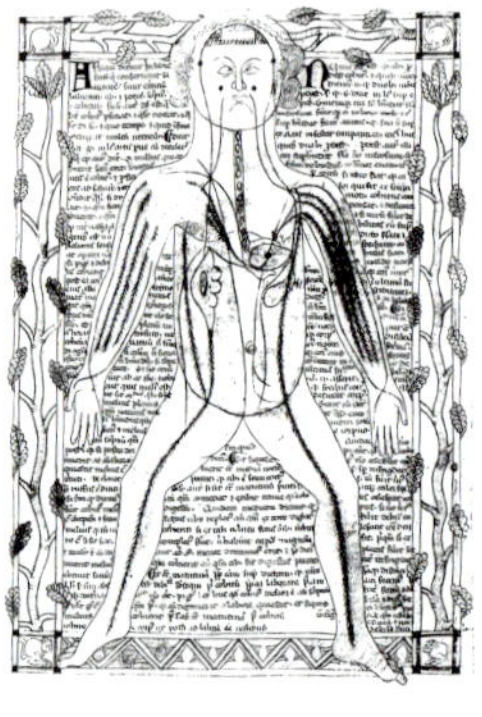

C 循環器系の解剖図 13世紀

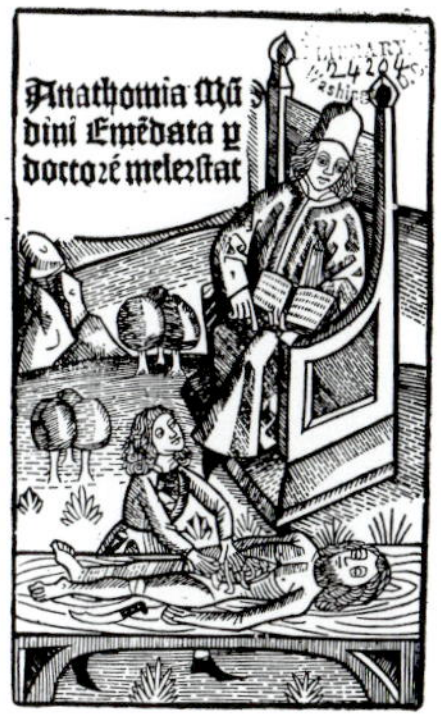
Anathomia Mũ
dini Emẽdata p
doctorẽ melerstat

D モンディーノの解剖実習図 1493年

4

神経の発見 アレクサンドリア学派 前300頃–前200年頃

アレクサンドリアでは前300年ごろに大規模な医学校が創設され、その後しばらく新しい医学が大いにさかえた。小アジアのカルケドン生まれのヘロフィロス（前300年ごろ活動）は人体解剖を行ない、動脈と静脈のちがいを認識し、また運動神経と感覚神経を区別して神経の本態を理解した。その弟子エラシストラトス（前315頃～前240年頃）は、ヒトの脳回のパターンが動物のそれより複雑なことに気づき、これが知性とかかわっていると考えた。ふたりとも実証的な立場から人体を観察し、脳を中心器官と位置づけた。アレクサンドリアの医学の黄金期は長くはつづかなかったが、ガレノスの時代になってもなお、ヒトの骨格標本による医学教育がなされていたという。

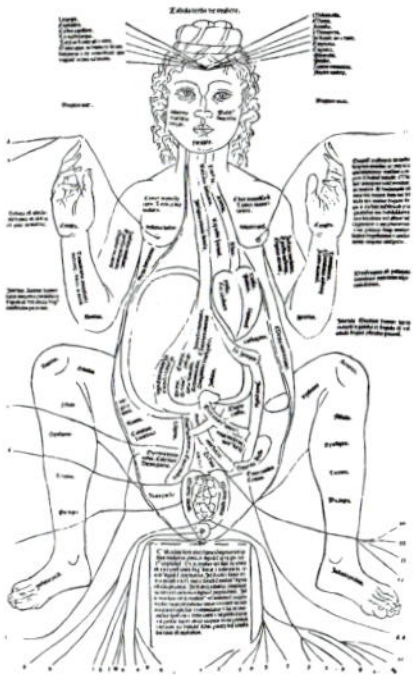

E 女性体内図 1494年

5

解剖学の父 ガレノス 129–216年

ペルガモン生まれ。幼少期から哲学に親しみ、のち医学を学ぶ。各地を遊歴して知識の吸収につとめ、20歳代おわりから故郷で5年間、グラディエイターの医師となる。豊富な臨床経験にくわえて動物の解剖も数多く行ない、『身体諸部分の有用性』『解剖手技』『自然の機能について』など膨大な著作を執筆。古代世界最大の医学者・解剖学者として大きな影響をのこす。エラシストラトスのプネウマ説を発展させ独自の生理学体系を樹立したが（47頁参照）、その理論の鍵となる心室中隔の「見えない小孔」（89頁参照）は、レオナルドもふくめ16世紀にいたるまで研究者を大いに混乱させた。

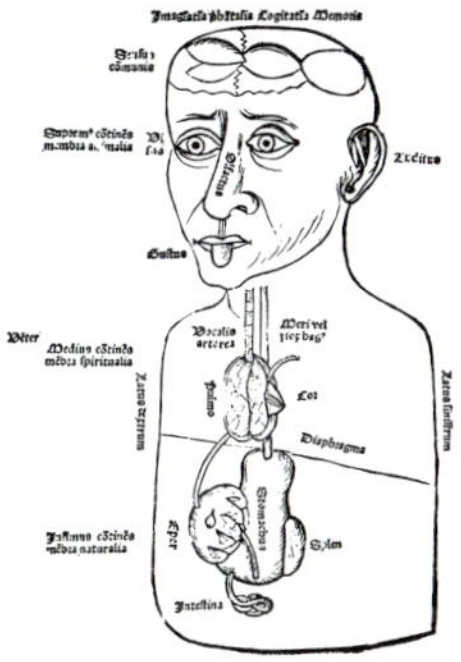

F 人体内臓図 1499年

6

イスラムの先進性 アヴィセンナ 980–1037年

イスラム勢力が地中海を制覇した9世紀以降、ヨーロッパの知的ポテンシャルはいちじるしく下降し、かわってアラビア語圏が世界の学問の中心地となる。医学も例外ではなく、なかで抜群の業績をあげたのがアヴィセンナ（イブン・シーナー）。ペルシャのブハラ近郊の生まれ、父はサーマーン朝の高官。若くして医学を修め、999年の王朝滅亡後は各地を遊歴しながら『医学典範』を執筆、約20年をかけて完成させる。ヒポクラテスやガレノスの体系にアラビアの伝統医学を加味した大著で、ラテン語に翻訳されて以降は、ヨーロッパの医学教育でも重用された。レオナルドも手稿の数カ所でアヴィセンナの説に言及している。

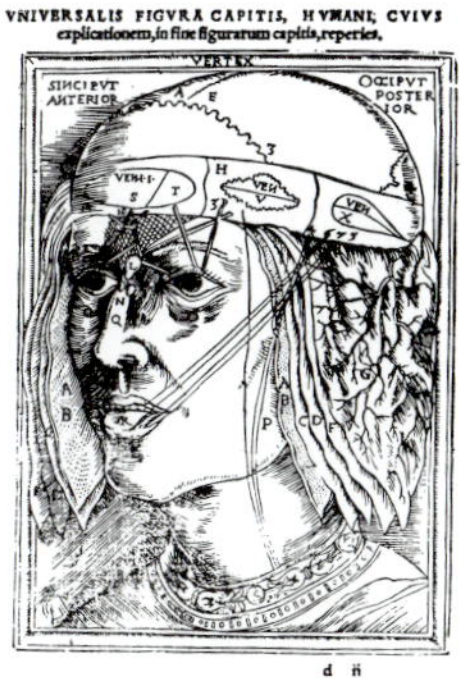
VNIVERSALIS FIGVRA CAPITIS, HVMANI, CVIVS
explicationem, in fine figurarum capitis, reperies.
VERTEX
SINCIPVT ANTERIOR
OCCIPVT POSTERIOR

G 脳室図 1537年

7

中世の教科書 モンディーノ・デ・ルッツィ 1270頃–1326年

生地ボローニャの大学に学び、母校の医学と外科学の講師となる。自身の手で人体解剖を行なったが、所見よりも権威あるガレノスの説にしたがうことが少なくなかった。著書『解剖学』は1316年の成立。中世に書かれたはじめての解剖学書であり、15世紀末以降は刊本として流布し、解剖マニュアルとして16世紀にいたるまで重用された。腹部・胸部・頭部・四肢と、人体解剖を進める順（腐敗しやすい部位を優先する）にしたがった構成で、レオナルドも利用していたが、手稿の記載から、オリジナルのラテン語版ではなくイタリア語版を参照したことが指摘されている。

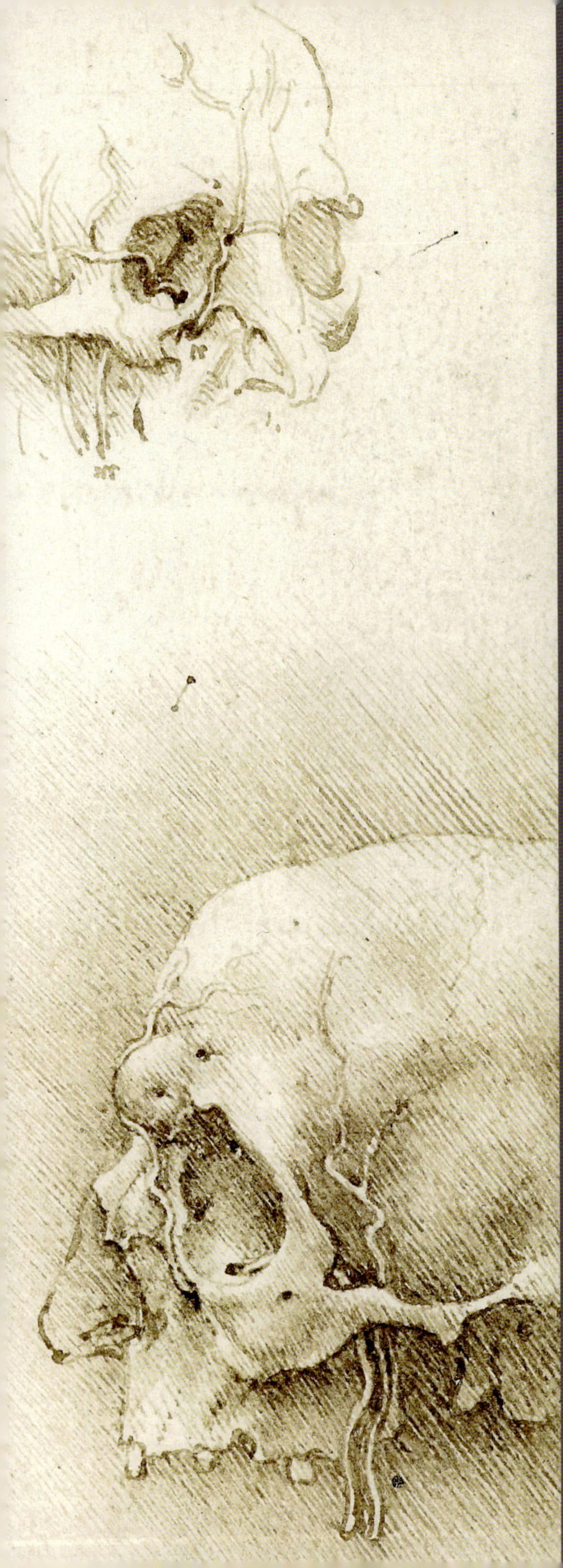

LEONARDO DA VINCI: AN ANATOMIST

レオナルド解剖学の軌跡

およそ40年にわたり記されつづけた「解剖学手稿」のなかから、各時代ごとにエポックメイキングとなる数葉を精選、細かく検証してみよう。

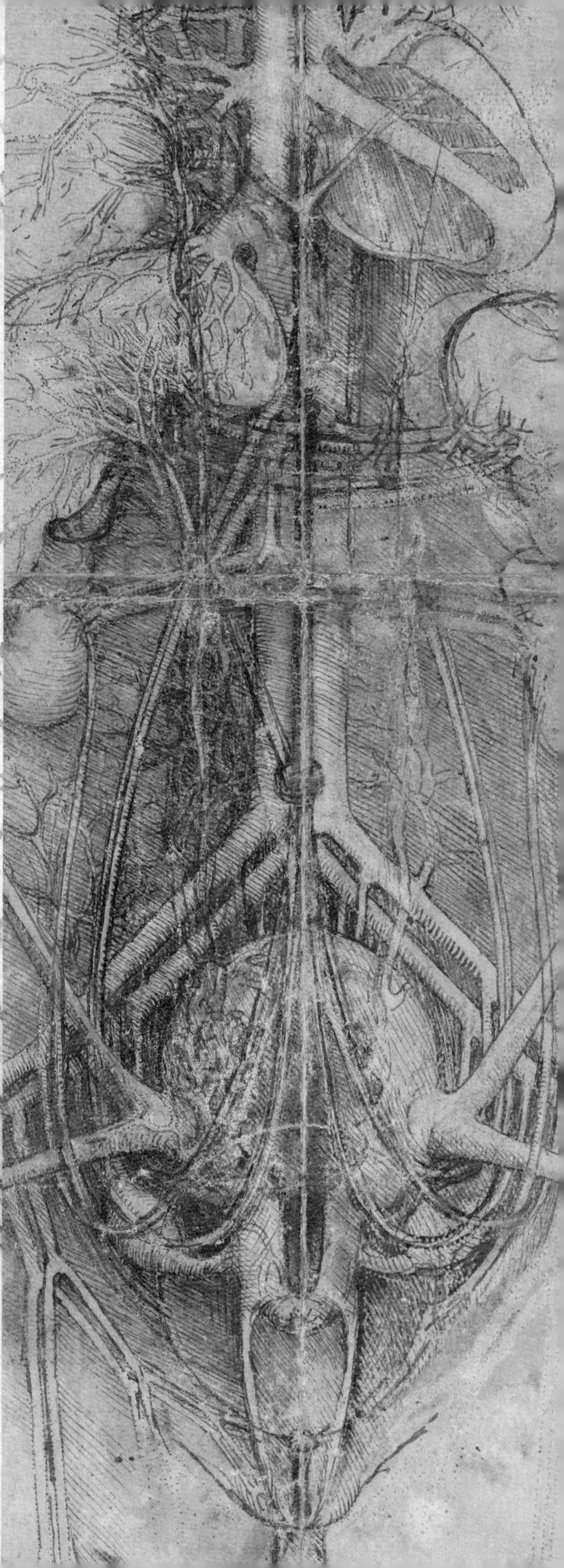

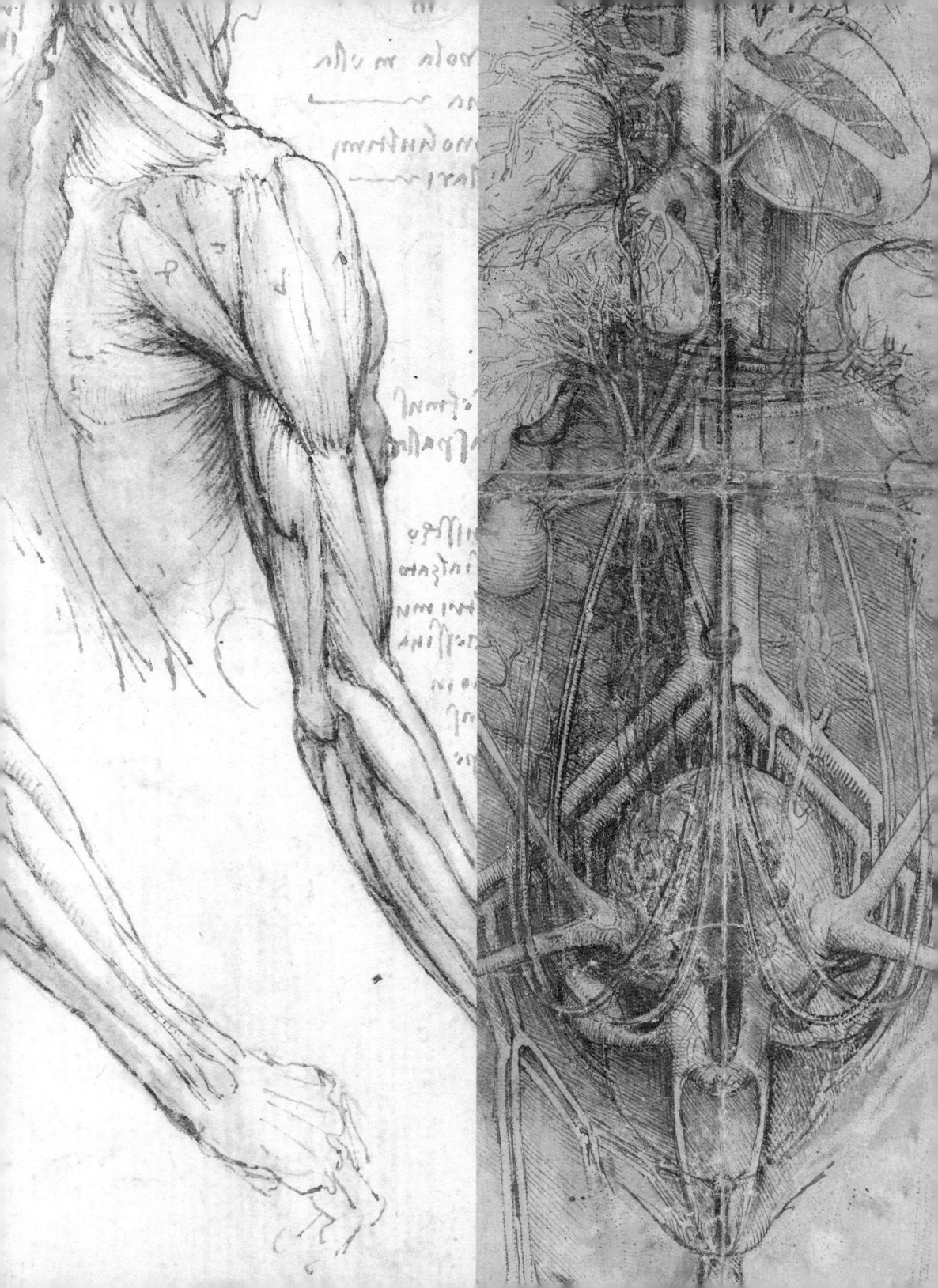

LEONARDO DA VINCI: AN ANATOMIST

I

冒険の始まり

「最も崇高で美しい」頭蓋骨

1489年

究理の画家、頭蓋骨を両断す

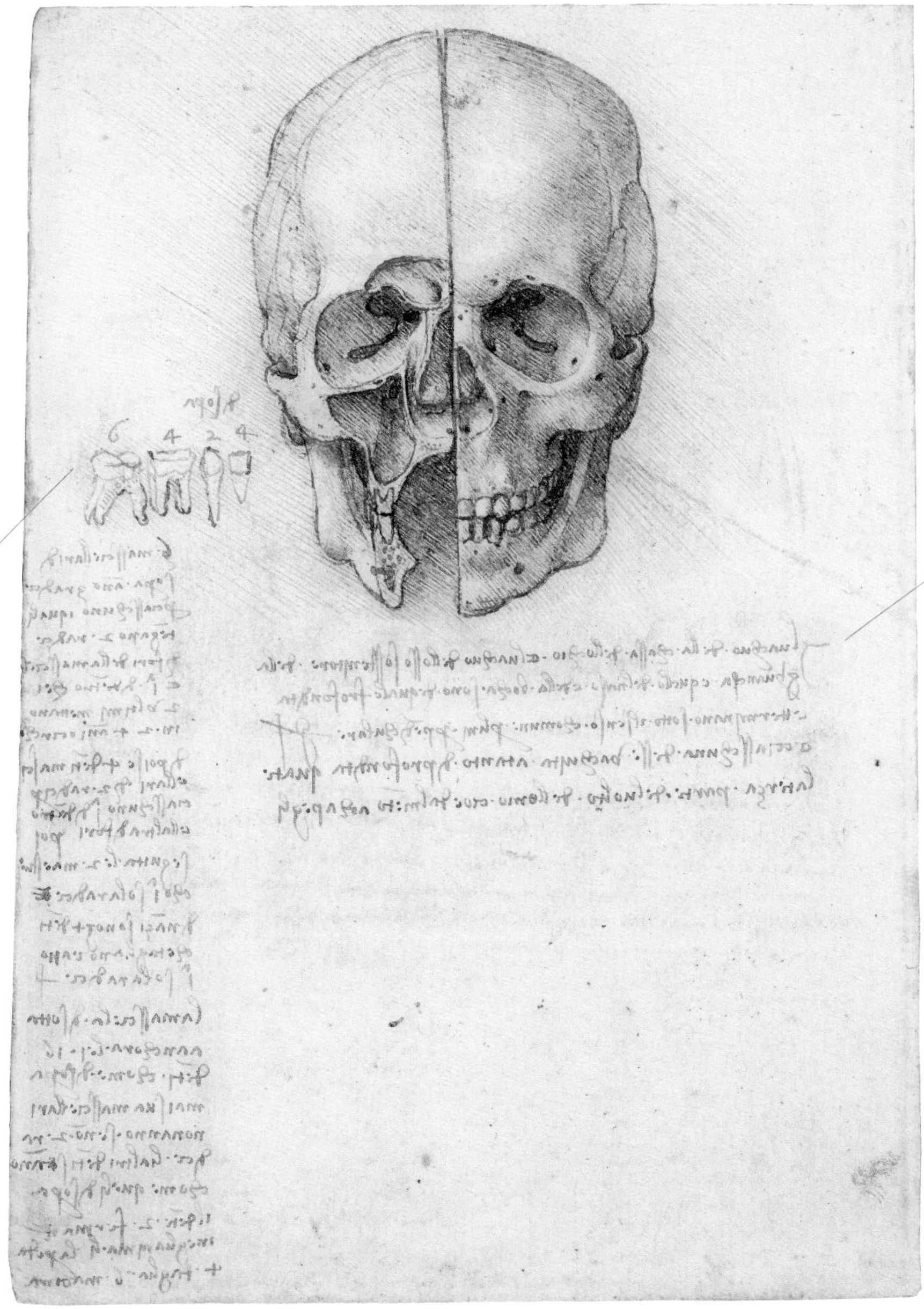

眼窩と前頭洞と上顎洞の深さは等しい

切歯4、犬歯2、小臼歯4、大臼歯6

K&P42v RL19058v

機械とみれば分解したがる男の子は少なくないけれど、レオナルドは長じてもその性癖をかたくなに持ちつづけたらしい。頭蓋骨を精査するうちに、その内部構造を確かめずにはいられなくなって……。副鼻腔の位置と形状、歯槽の断面、頭蓋内の孔や溝などを正確に描写した世界初の連作素描はこうして生まれた。左端の文章は歯についての考察。左利きのレオナルドは、右から左に書き進められるよう鏡像文字を常用したが、この紙葉の数字は正位置で読みやすい。

生きている髑髏

〈1489年4月2日。人体図と題される書物〉

顔面の血管走行について

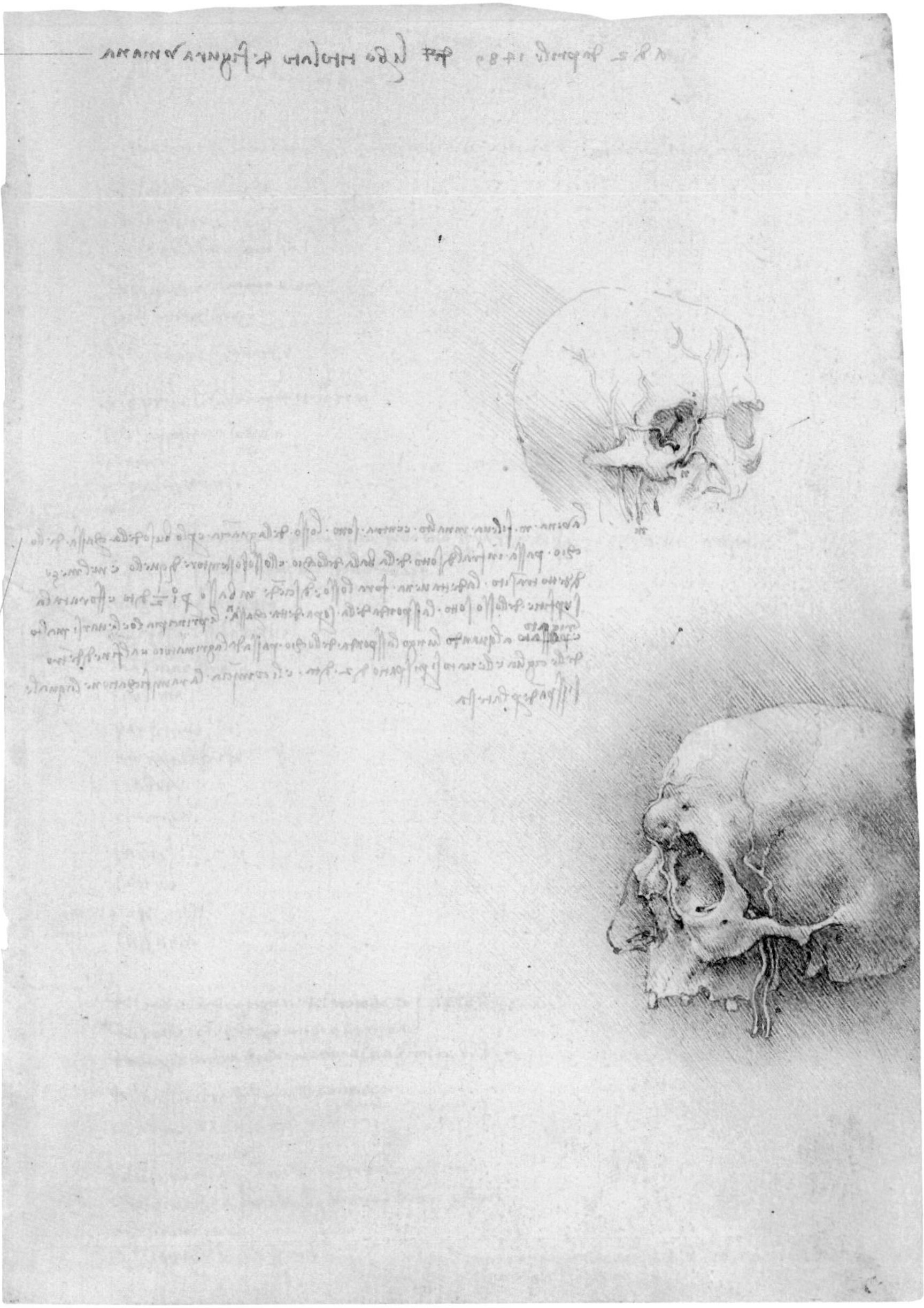

K&P40r RL19059r

最上部に日付と標題をもつ、レオナルド素描の基準作のひとつ。死の象徴たる髑髏に、生のあかしである血管を描きくわえたところがミソ。上図では血管mが頬骨の下に入り、眼窩から眼窩下孔nをぬけてふたたび表側に出て、上行して頭部全体にひろがる、と説明されているが、現代の解剖アトラスとはかなり異なる走行パターンだ。外耳孔や乳様突起を欠くなど描写が他図に比して不正確（左頁図と比較されたい）であるのは、もしかすると実写ではなかったからかも。

「私」はここにある

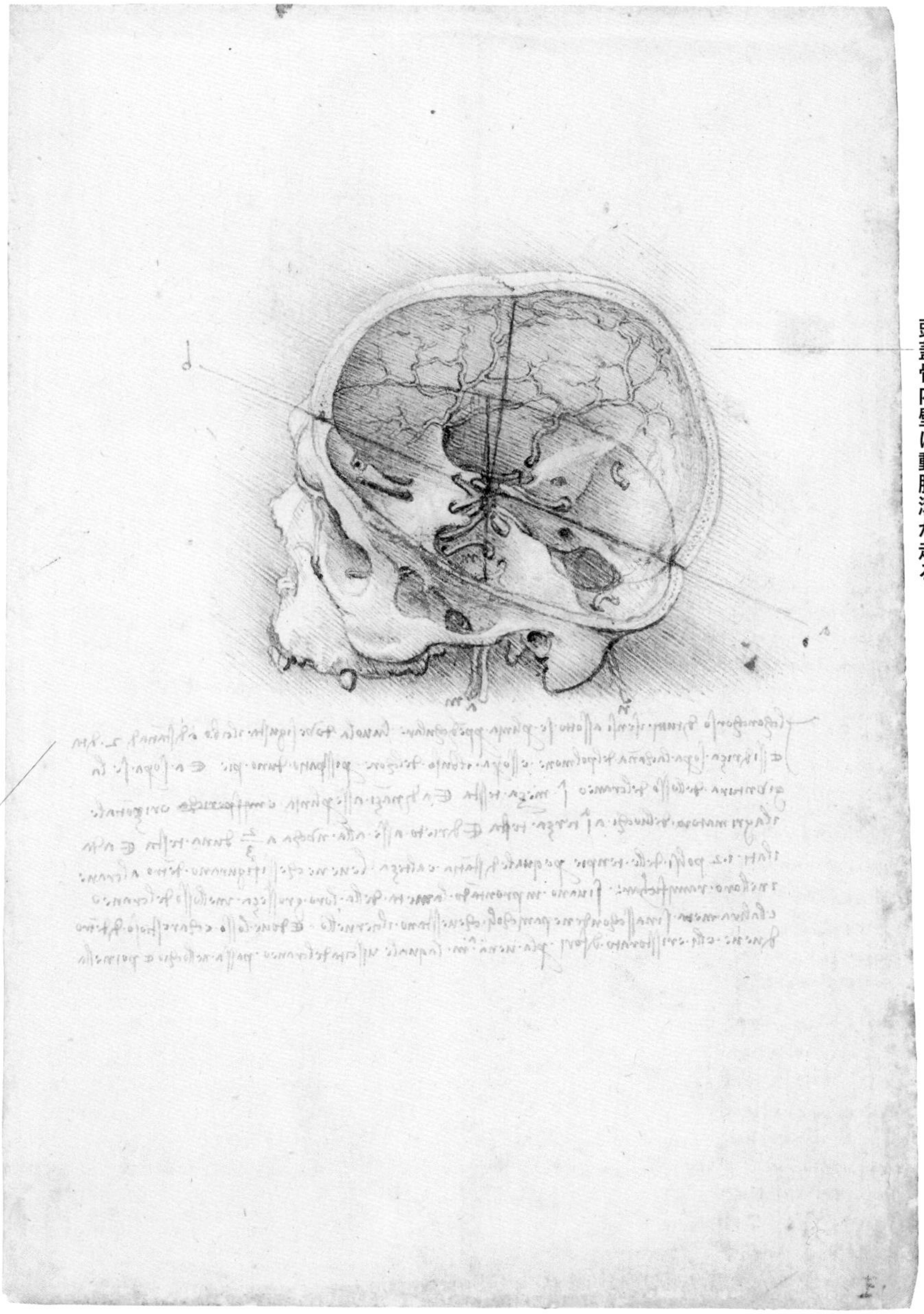

頭蓋骨内壁に動脈溝が走る

「共通感覚」こそ霊魂の座

K&P42r RL19058r

「魂」は肉体のどこにやどるのか。私はものを見、音を聞き、匂いを嗅ぎ、食物を味わい、寒暖圧痛を感じとる。ならばこれらの知覚情報が集まる「共通感覚」こそ「私」の居場所ではないか。レオナルドは頭蓋内に3直線を引き、その交点を「私」の位置座標とした。それは口蓋垂の2ディート（指幅2本ぶん）上、解剖学用語でいうと左右の視神経が合流する視交叉にあたる。頭蓋内壁を走る動脈溝と、丸みをもつ血管がだまし絵ふうに連続して描かれているのも面白い。

頭蓋骨の比例研究

共通感覚は、頭蓋の高さの半分の位置にある

〈頭を内面から描くときには、他の半分もこれと同じ方向に向けて、外面から描くこと……〉

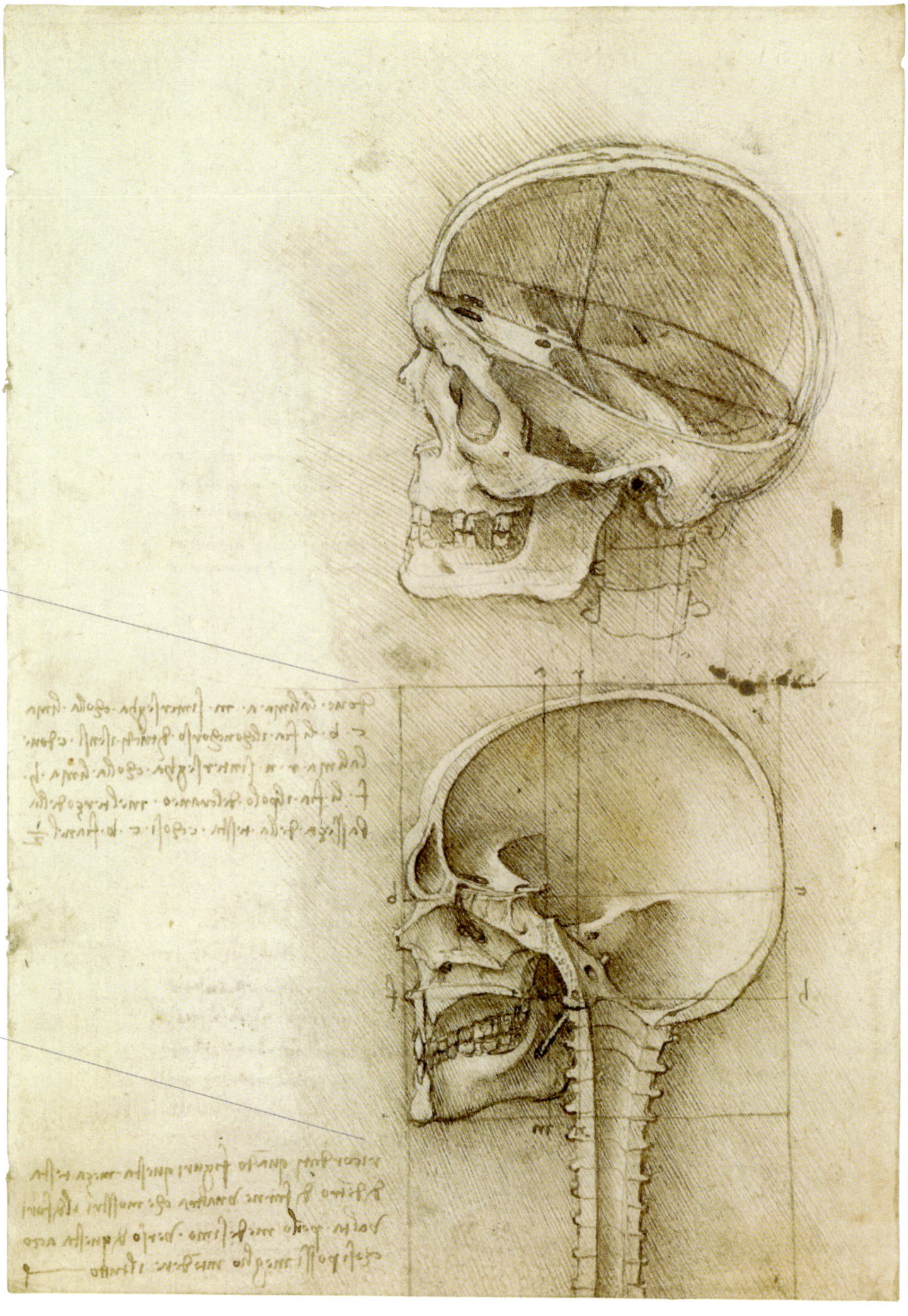

K&P43r RL19057r

理想のプロポーションをきわめるため、レオナルドはヒトやウマの各部寸法を執拗に計測した。ここではやや縦長の矩形に頭部の矢状断面を内接させ、共通感覚が頭蓋骨高の1/2 の高さに、頭蓋の軸（頸椎が接続する大後頭孔の前端）が1/3 の高さにあると指摘する。下図では、内耳道から下顎孔のあたりにかけて内頭蓋底を貫通するゾンデが描かれている点にご注目。左下のメモでは、断面図には同じ向きの外観図をそえると全体がいっそうよく理解できると述べる。

これほど真摯に描かれた髑髏《どくろ》の図は、長い人類の美術史を見わたしても、まずほかにあるまい。眼前に置かれた頭蓋骨を、息をのみつつ見つめる画家の緊張感が、じかに伝わってくるようだ。

「死の舞踏」「ヴァニタス画」「地獄草紙」といった美術作品、あるいは「海賊旗」「毒薬ラベル」などの図案類を見ればわかるように、髑髏図は、そうとういい加減に描いても見る側にすぐそれと認知してもらえる、という特質をもっている。「死」と直結するショッキングなイメージであること、また「顔」というきわめて検知されやすい図様であるゆえに、必ずしもリアリスティックに描かれる必要がないのである。

でもレオナルドの髑髏図はまったくちがう。彼が描こうとしたのは、死のシンボルでも記号でもない。実物そっくりに、あるがままに描かれた頭蓋骨《とうがいこつ》。しかも彼は、外観をリアルに写しとるだけでは飽きたらず、頭蓋骨を両断して内部を精査し、また骨の一部を切り取ってその内側に隠された空洞、すなわち上顎洞や前頭洞などの副鼻腔群があることを見いだし、これらの発見までも繊細な図に描きのこした。英国の外科医・解剖学者N・ハイモアが上顎洞の存在をはじめて記載するのは1651年だから、それより1世紀半以上はやい。なぜレオナルドはリアルな頭蓋骨図にこだわったのか、なぜ誰ひとり覗き見ようとしなかった頭蓋骨の内部構造までをも確認したがったのか。彼が残したヒト頭蓋骨デッサンについて5W1Hを考察してみよう。

WHO

描き手がレオナルドであることは、来歴からも、また素描のスタイルや筆跡（鏡像文字）からも、まちがいない。もとは糸で綴じられていた「解剖手稿B」の冒頭部にあった3枚の紙葉に8点の頭蓋骨図が描かれている。どの図にも、左利きの特徴をしめす右下がり45度の斜線がフリーハンドでほぼ等間隔にほどこされて、輪郭と陰影を強調する。同様の繊細かつていねいな斜線は、2009年にレオナルド作品として浮上した《美しき姫君》にも認められることに注意したい。

WHAT

対象はヒト成人の頭蓋骨。ノコギリで両断したり一部を切除するなど、研究サンプルとして自由にあつかっているところをみると、引き手のない遺骨だったのだろう。刑死者、もしくは山林などでみつかった身元不明死体でもあったろうか。遺体は、レオナルドの手元にきたときにはすでに白骨化していたとみてよさそうだ。まあたらしい生首を入手したのだとしたら、これを解剖し

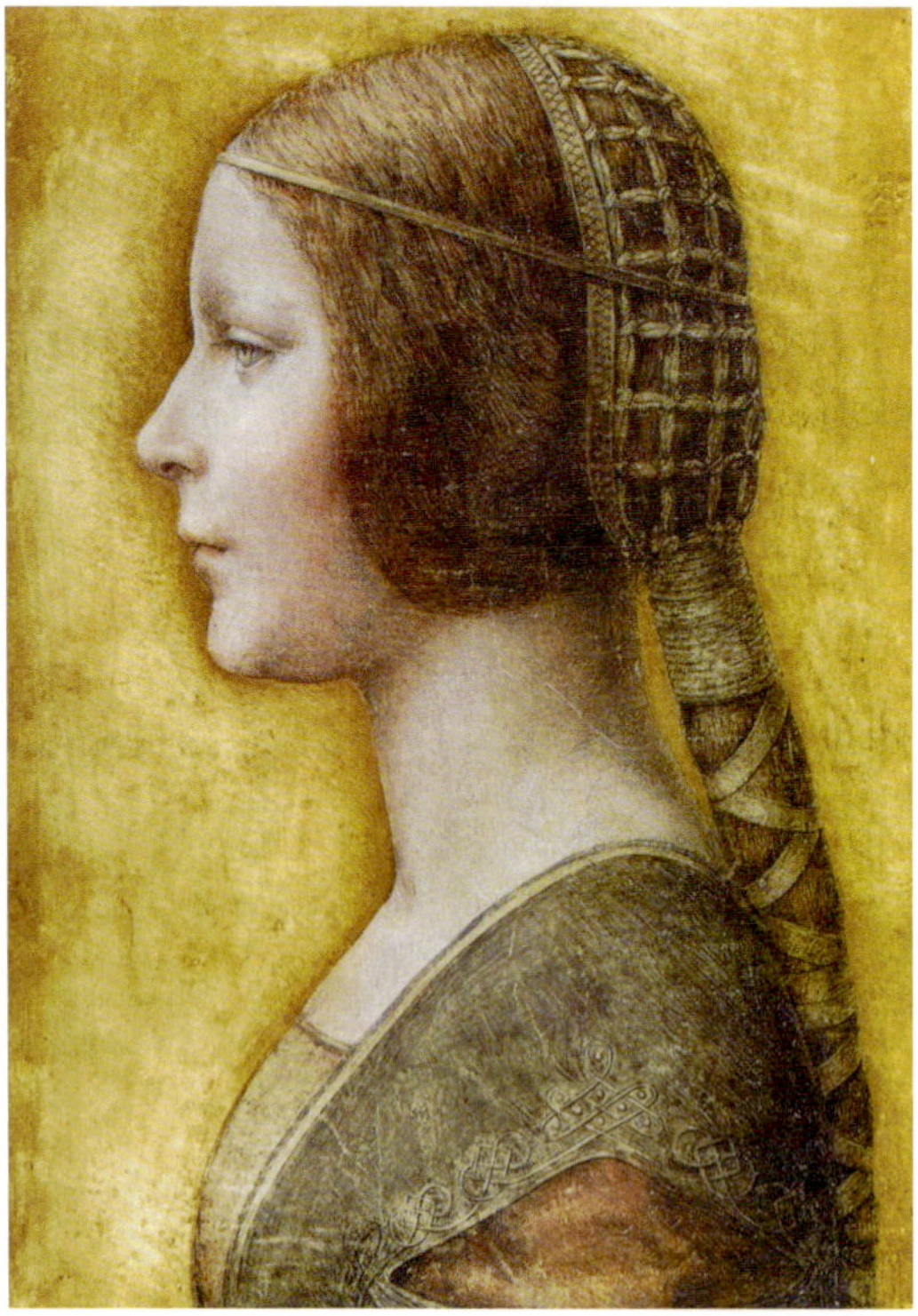

真作かどうかは未決着ながら、顔の輪郭に沿って細かに施された左手によるシェーディング（描影法）は、確かに21～24頁の頭蓋骨と共通している。
レオナルド・ダ・ヴィンチ（？）《美しき姫君》
15世紀後半　チョーク、紙　33×24cm　個人蔵

て脳回のパターンや視神経・聴神経の走行などについても観察記録をのこしたはずだから。とはいえ一連の頭蓋骨図には血管や神経を描きくわえたものもあって、軟部組織が一部のこっていた可能性も否定はできない。

WHEN

紙葉の1枚に〈1489年4月2日〉の日付があり、他の紙葉も素描スタイルや、鏡像文字の筆跡、インクの色調などから同時に制作されたと判断できる。ただし文章については後年の加筆が少なからずあり（十数年をへて書き加えられたメモもある）、彼の解剖学の進展ぶりをたどるには、内容の読み取りに加えて執筆時期の見きわめが必要だ。これ以前の手稿でもレオナルドはヒト頭蓋骨を描いてはいるが［5頁参照］、不正確な描写で実物を熟視した成果とはとても考えられない。1489年のこのときまで、レオナルドがヒト頭蓋骨の実物を間近く詳細に観察するチャンスはなかったと考えていいだろう。

WHERE

レオナルドはおそくとも1483年はじめまでにはフィレンツェからミラノに移住、99年まで滞在して生涯でもっとも充実した活動期をすごす。この時代に彼が解剖学に接近するきっかけは少なくともふたつあったように

みえる。まずは人体や馬体のプロポーションの研究。スフォルツァ騎馬像の制作にあたってレオナルドは、ミラノ軍の厩舎でさまざまな種類の馬の身体各部を丹念に採寸した。人体についても同様で、測定対象の名前入りで数値をノートに書きとめている。実測データを集め、そのバラツキの範囲内で、最も美しくみえる理想のプロポーションを確定しようとしたのだろう。軍馬のデータ集めのプロセスでは、死んだウマの解剖にも立ち会い、その内臓の位置関係をスケッチしてもいる。

もうひとつは裸体画の表現。近年の研究では1480年代末の制作とされる《聖ヒエロニムス》（未完）では鎖骨や頸部の筋が浮きでた、いかにも老人らしい解剖学的特徴が活写されているが、レオナルドは体表面の観察だけでは満足せず、イヌの頭頸部を解剖して骨や筋肉、気管や血管の走行を確認、図に描きのこした。頸から肩、腕にかけては、彼が解剖学で最も熱中した部位のひとつで、こののちにも多くの骨格や神経系の図を残している。

WHY

描いた理由は「解剖手稿B」の現存する最初のページにある〈5感は、どんな仕組によって、霊魂の役人であるか〉と題された一文を読めばあきらかだ。〈霊魂は判断の部位に座を占め、その判断の部位は、全感覚が集合する共通感覚と呼ばれる部位にあるように思える／K&P39r[A]〉。つまり霊魂は全身に遍在するのではなく、脳に局在しており、眼や耳などの感覚器に入った映像や音声は〈有孔の索〉すなわち神経を介して脳の〈共通感覚〉に伝えられ、ここで「判断」がくだされる。神経はまた脳からの指令を筋肉や腱に伝え、筋肉は「膨張」すなわち収縮することにより、身体をうごかす。骨の関節は腱にしたがい、腱は筋肉に、筋肉は神経に、さらに神経は共通感覚にしたがう。〈だから、共通感覚は霊魂の場所となる。……感覚が霊魂に〔情報を〕与えるのであって、霊魂が感覚に与えるわけではないから、感覚、つまり霊魂の役人が不在の場合、……感覚の役所からの情報がこの人生で入ってこないことになる／同前[A]〉。

現代の用語で言いかえると、外界からの刺激は感覚器で検知され、神経を介して脳に送られる。この情報にもとづき脳は判断および意思決定を行ない、ふたたび神経を経由してその指令を四肢の筋肉に送る。筋肉は指令どおりに収縮し、関節をまげ物理的な運動を行なう。つまるところ人間とは「感覚器→（神経）→脳→（神経）→運動器」という情報処理システムであり、外界から情報をうけとり、適切な処理をしたうえで、外界に物理的な働きかけをする存在にほかならない、とする身体観である。外界と私とを関連づけるのは眼や耳や鼻から伝えられる

現代の頭蓋骨図

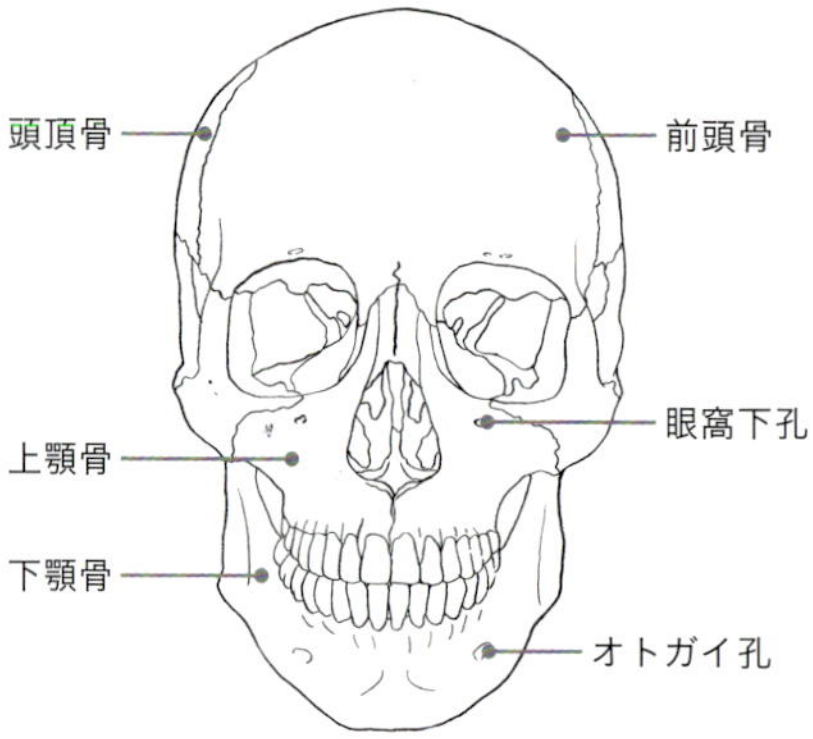

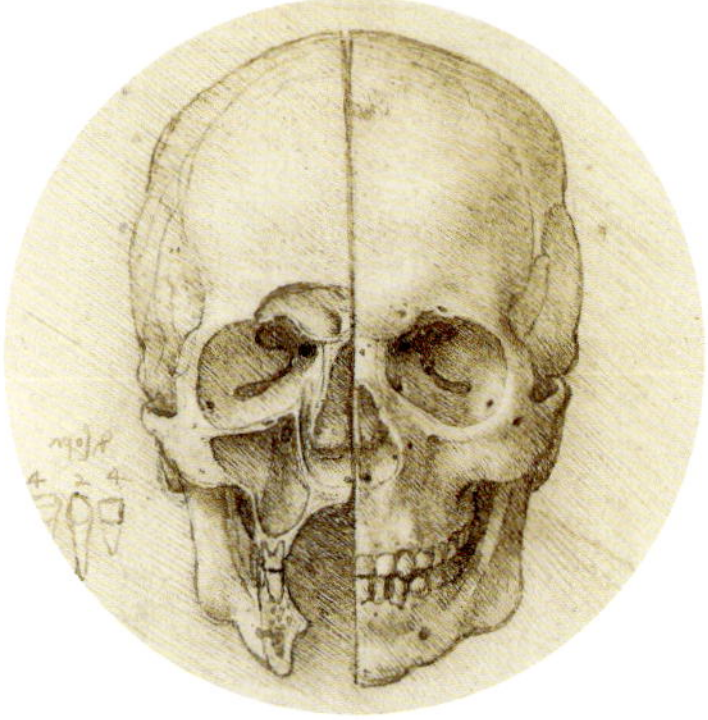

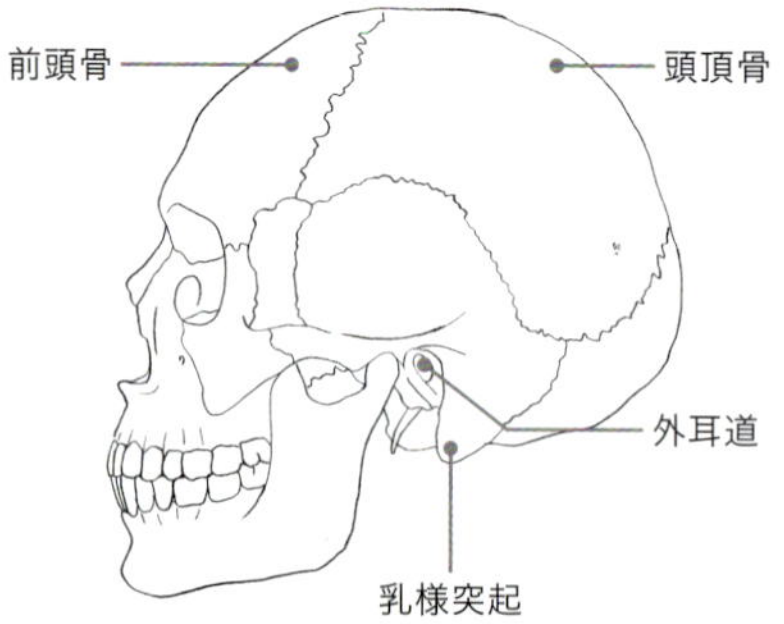

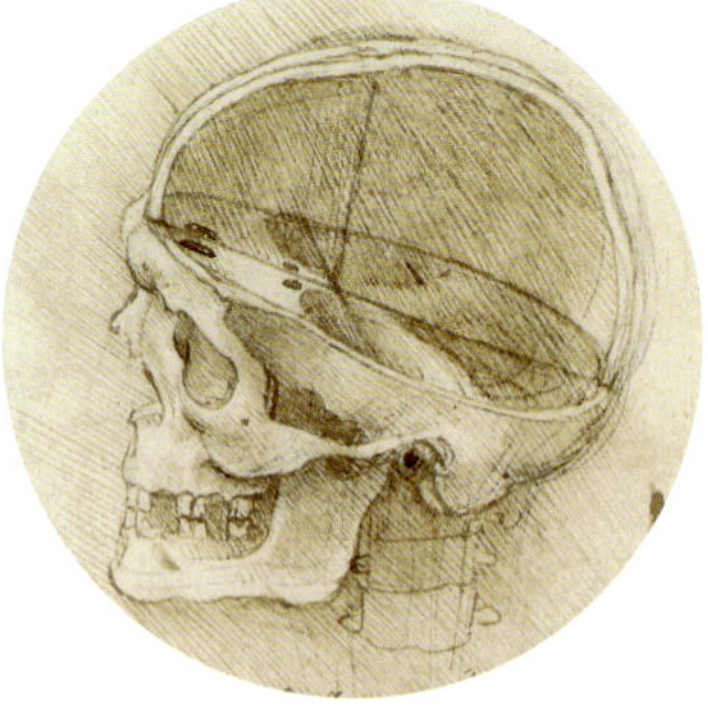

「感覚」であり、5種類の感覚が一点に集まる場所すなわち「共通感覚」こそ「私」の居場所である。ではそれはどこか。レオナルドが頭蓋骨を断ち割り内部を覗きみたのは、「共通感覚」つまり「私自身」の脳内座標を決定するためだったのだ。レオナルドによればそれは口蓋垂の直上2ディートの位置にあたり、解剖学用語でいえば「視交叉」にあたる。

HOW

はじめてヒト頭蓋骨を精査する機会を得たレオナルドが、さまざまな角度からこれをためつすがめつしたことは想像にかたくない。眼窩裂や大後頭孔から頭蓋内をのぞきこんだり、紐状の消息子《ゾンデ》を外耳道やオトガイ孔などにさしこみ、その交通（孔が内腔に通じているか、それとも盲端か）を確かめずにはいられなかったろう。挙げ句、どうしても頭蓋内を見たくなって、目の細かいノコギリで正中矢状面《せいちゅうしじょうめん》を両断してみた。これにより、眉間の部分には空洞（前頭洞）があること、頭蓋のアーチの内側には血管の走る経路が陰刻されていること、眼窩の奥壁にあたる蝶形骨には頭蓋内に通じるトンネル（視神経管）があり、レオナルドは眼球から発した視神経がここを通過することを理解し、そして彼はこれらの新発見を、これから描く頭蓋骨図に盛り込みたいと考えた。

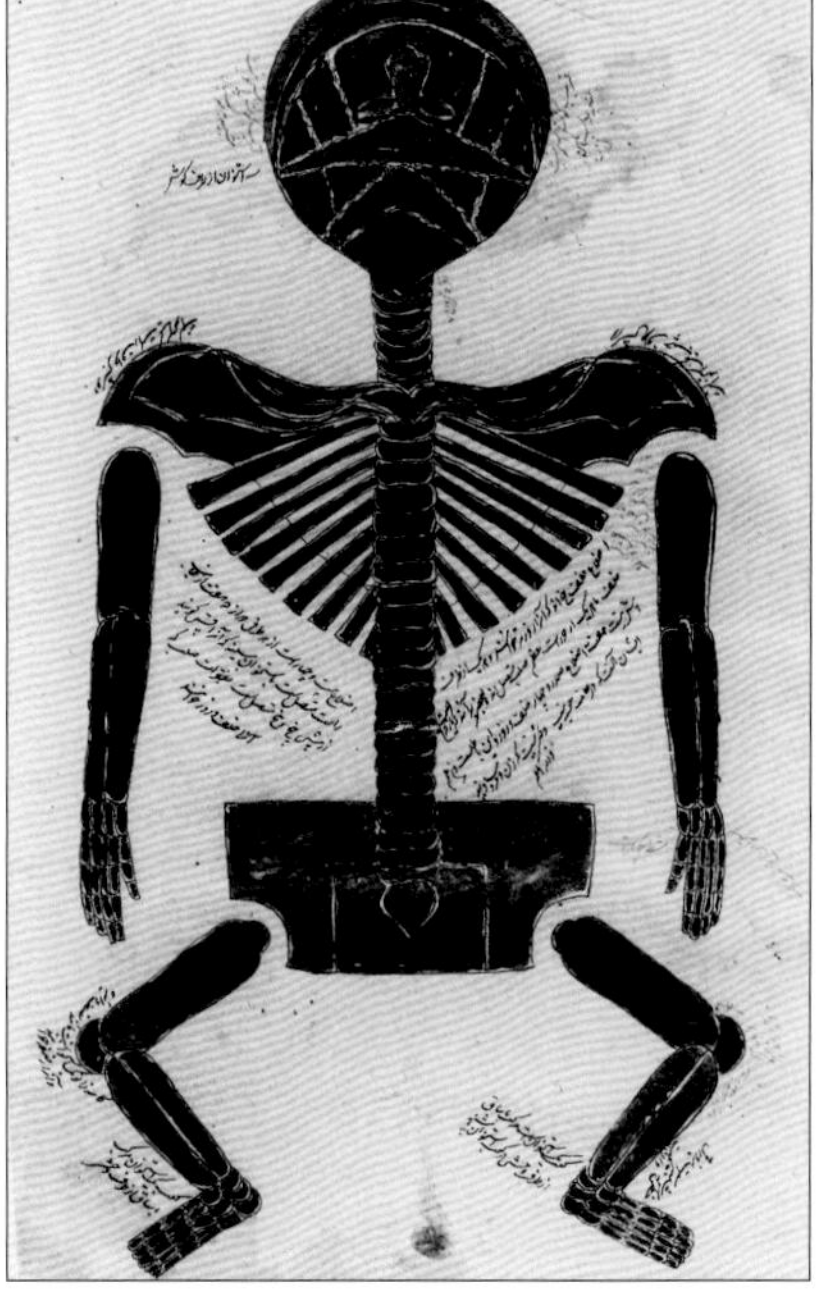

断面図を導入したのは、イラスト技法史上まことに画期的な試みだ。これにより「前頭洞」や「歯槽および歯根」の位置や形状を現実に則して「見せる」ことが可能になった。いっぽう血管や神経については、ちょっとした工夫と、先立つ知識が必要だったはず。血管や神経の走行ルートは以前の動物解剖のさいの、もしくは人体解剖を見学したさいの知識を援用すれば推測できるけれど、その想像の脈管図と、眼前にある頭蓋骨を合体させて描くのはそう簡単ではない。あるいは脈管の代わりに革紐などを孔に通しておき、その状態で「写生」したものかもしれない。じっさい24ページの下図には内耳道から下顎孔に通した棒状の消息子が描きこまれており、レオナルドの探究ぶりをうかがい知ることができる。

驚かされるのは、23ページの図に付したテキストでレオナルドが、この静脈（正しくは中硬膜動脈）は〈分岐しながらその太さの半分が頭蓋骨の中にめりこんで進み、他の半分は脳を包む膜の中にかくれている／K&P42rA〉とのべていること。脳は3層の髄膜（硬膜、クモ膜、軟膜）に保護されており、いちばん外側（つまり頭蓋骨の内側直下）にある硬膜はさらに外葉・内葉の2層からなっていて、このあいだを中硬膜動脈が走っている。この動脈は蝶形骨底の棘孔から頭蓋内に入り、硬膜外葉の表面に凸状に盛りあがり、頭蓋骨の内側に凹状のパターンをつくりだす。これら頭蓋内の構造についてもレオナルドはただしく理解していたことになる。いったいいつどこで、そんなことを学んだのだろう。

解剖学に興味をもちはじめてから5年ほど、「解剖手稿B」に着手するまでにレオナルドの知識はここまで進んでいた。重要なのは、これ以降も彼の解剖学研究が継続されたにもかかわらず、頭蓋骨の図は二度と描かれることがなかったこと。この一連の素描は、レオナルドにとっても満足のいく高水準の成果であったとみていいだろう。そしてこの「解剖手稿B」の未使用ページは、これ以降20年ちかくも放置されるのだ。レオナルドがふたたびこのノートに立ちかえり、空白のページを解剖図で埋めはじめるのは、1506年ごろ以降のことだった。

上／ほぼ同時代に、ペルシャの解剖学者が描いた人体図の稚拙さと、レオナルドのそれを比較してみよう。
作者不詳　《骸骨人体図》　15世紀　ペルシャ

レオナルド日記1

文献が明かす天才の実像　1452–81年

1452年／0歳	フィレンツェ近郊ヴィンチ村で誕生。父方の祖父のもとで育つ。
1465年／13歳	この頃フィレンツェのヴェロッキオ工房に入る。
1473年／21歳	ヴェロッキオ《キリストの洗礼》［左頁］制作に参加。《受胎告知》
1478年／26歳	《ブノワの聖母》《カーネーションの聖母》
1479年／27歳	ヴェロッキオ工房から独立。
1481年／29歳	《聖ヒエロニムス》

＊赤字はレオナルドの主要作品（以下同）

母の血

1452年4月15日（土）　ヴィンチ村

〈わたしの孫、つまり、わたしの息子であるセル・ピエロの息子は、四月十五日土曜日、夜の三時に生まれた。リオナルドと名づけられたその子は、ピエロ・ディ・バルトロメオ司祭によって〉、10人の代父母の立ち会いのもとで〈洗礼を受けた〉[D]。未婚の父母のあいだに生まれた私生児であったが、レオナルドが歓びをもって迎えられ、あたたかく育てられたことはまちがいない。父セル・ピエロはフィレンツェで活躍する有能な公証人となり、画技に秀でた息子レオナルドをさまざまなかたちで支援、ヴェロッキオに弟子入りしたのも父の後押しがあったと考えられている。母カテリーナはヴィンチに住む別の男に嫁ぎ5人の子をなした。1494年1月の手記に「カテリーナ」なる女性が登場し、翌年の手記には「カテリーナ埋葬費」との記入がある。母親だったかもしれないし、そうでないかもしれない。レオナルドは両親と子どもの肌の色あいから〈母親の種子が父親の種子と等しい能力を胎児に及ぼすこと／K&P 198v〉[A]を正しく理解していた。自分の体内を流れる母の血をも強く意識していたにちがいない。

男色行為で告発される

1476年4月8日（月）　フィレンツェ

この日「夜と修道院の役人」の投書箱になげこまれていた匿名の訴状は、ヤコポ・サルタレッリなる若者が〈浅ましい所行を重ね〉、男色の愛好者たちを〈すすんで喜ばせている〉とのべ、その相手のひとりとして〈レオナルド・ディ・セル・ピエロ・ダ・ヴィンチ。アンドレア・ヴェロッキオのもとに住む〉[D]の名をあげている。訴状に名ざしされた5人が裁判所に召還され調べられたが、全員無実と判定され、若者たちは告発状さわぎが二度とおきないようにと諭されて放免された。6月7日にも同様の訴状が届き、また同じ裁定がくだされた。レオナルドのセクシャリティについては、ジークムント・フロイトをはじめさまざまな論考があるけれど、ホモセクシャルであるとの確固たる証拠は見当たらず、手記からうかがえるのは、むしろ性に対する潔癖さだ。〈性交行為とそれに用いられる部位は極めて醜いものであり、そのため顔の美しさや行為者の装いの美しさや慎み深い態度がそこになければ、自然は人類を失うことになろう／K&P 143r〉[A]。ムードのないセックスはお断り、といったところだろうか。

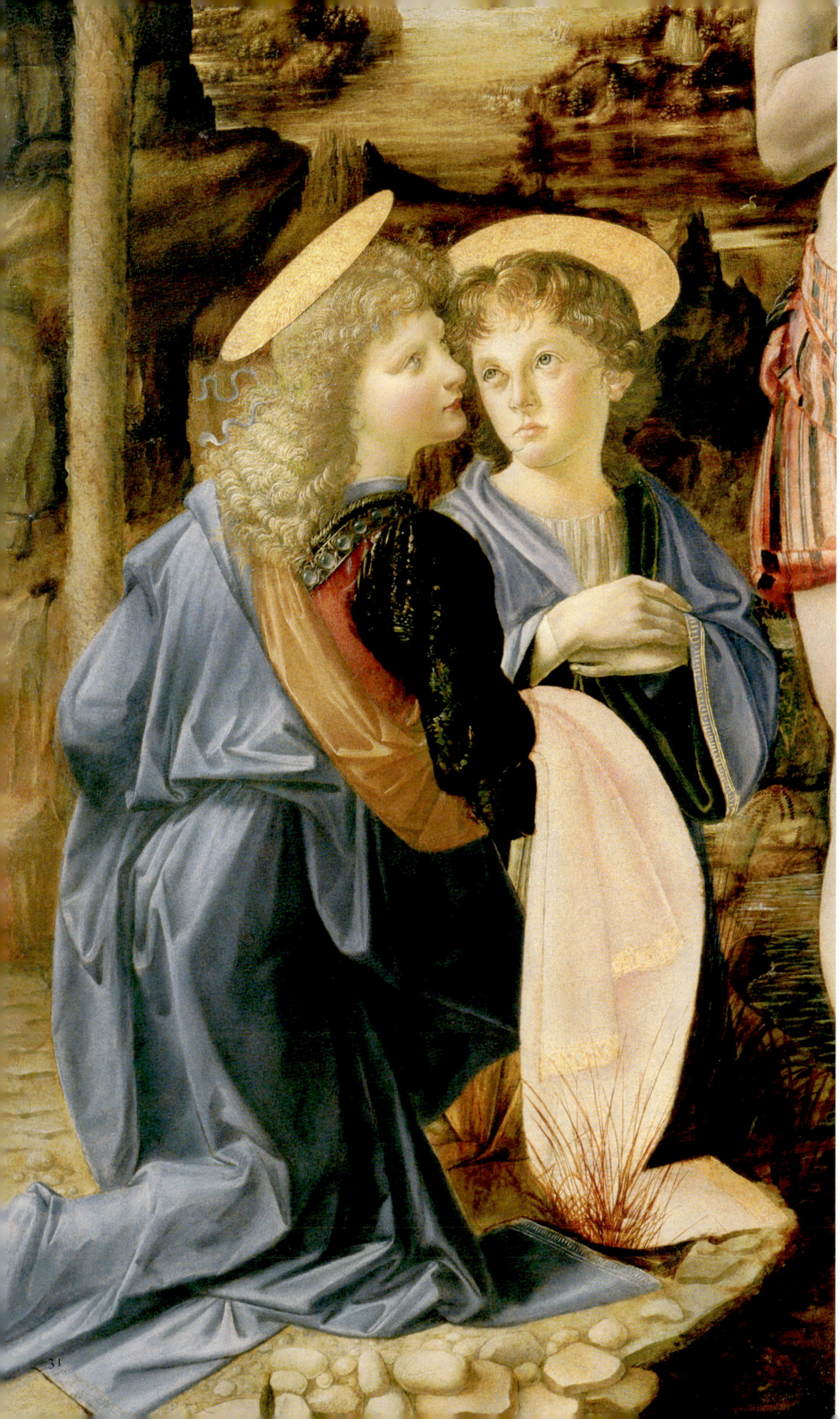

ヴェロッキオの助手を任されて、天使(左)と背景を描いた。そのあまりにも素晴らしい出来栄えに兜を脱いだ師匠が、以降、絵筆を捨てたという逸話は有名。細かい巻き毛の描線にレオナルドらしさが表れている。
ヴェロッキオ+レオナルド・ダ・ヴィンチ《キリストの洗礼》(部分)
1473〜75年頃　油彩、板　177×151cm
フィレンツェ、ウフィツィ美術館

1

脳を輪切りに

《三脳室と頭皮層》

LEONARDO DA VINCI: AN ANATOMIST

II

「空想解剖図」を描く

1490年代

想像力トモグラフィ

タマネギのように頭部をカットせよ……重層構造がひとめで観察できるだろう

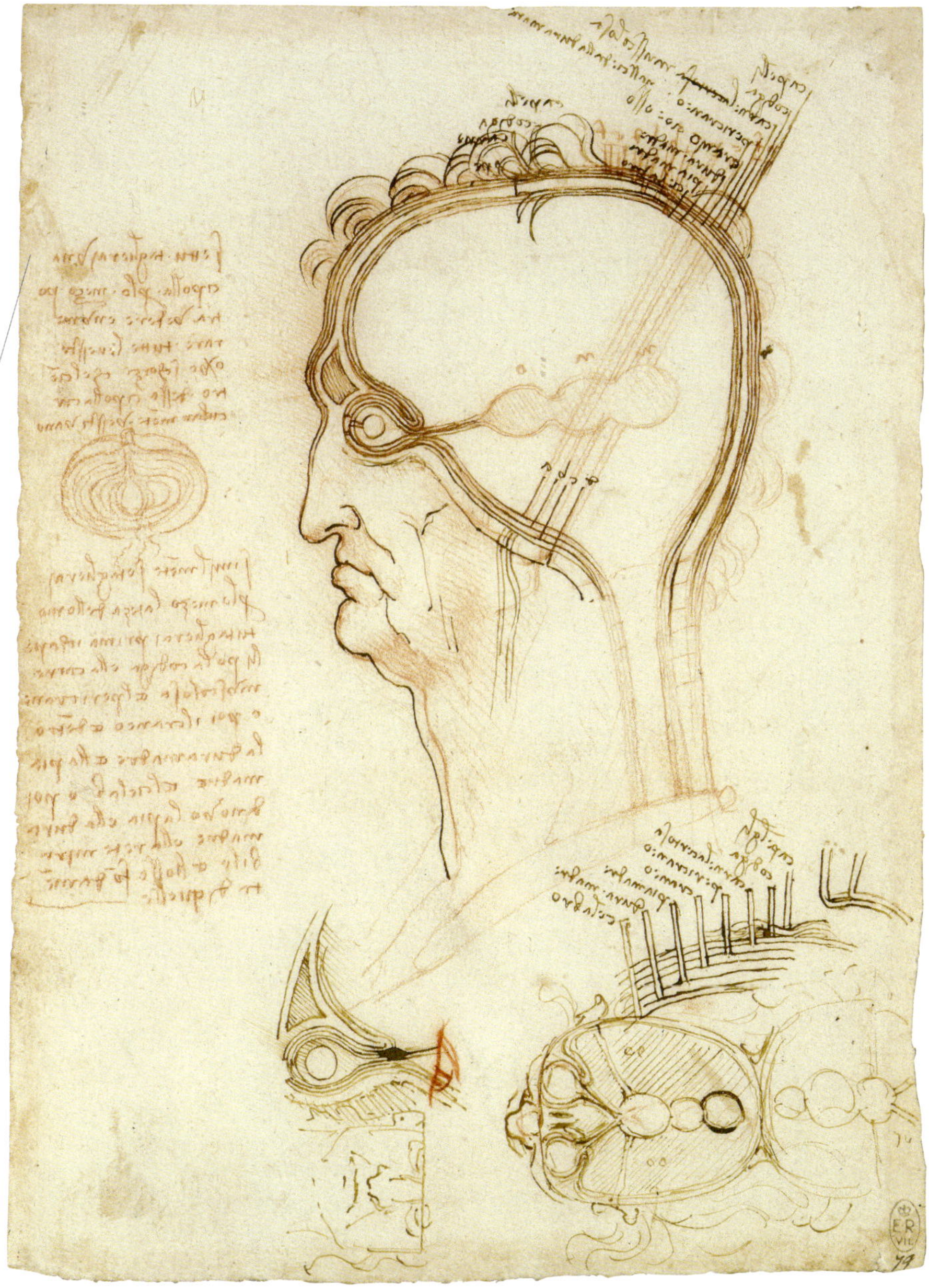

20.3×15.2cm / K&P32r RL12603r

中世の思想家たちは感覚・認知・記憶など脳の高次機能を、脳内にある「脳室」と関連づけて考察した［36頁の図を参照］。その伝統的な脳室論にレオナルドが文字どおり新しい〝切り口〟をあたえたのがこのイラスト。眉間の前頭洞と片方の眼球をそれぞれ正割する2層の断層図＝トモグラフィを想像力で重ねあわせて描いたもの。X線による画像情報をコンピュータ処理するCTすなわちコンピューテッド・トモグラフィの遥かなるさきがけだ。右下には水平断層図も。

ウシの脳室をキャストする

〈記憶の室に孔を一つあけて、注入筒で溶かした蠟を注げ〉

上から印象／共通感覚／記憶の3室

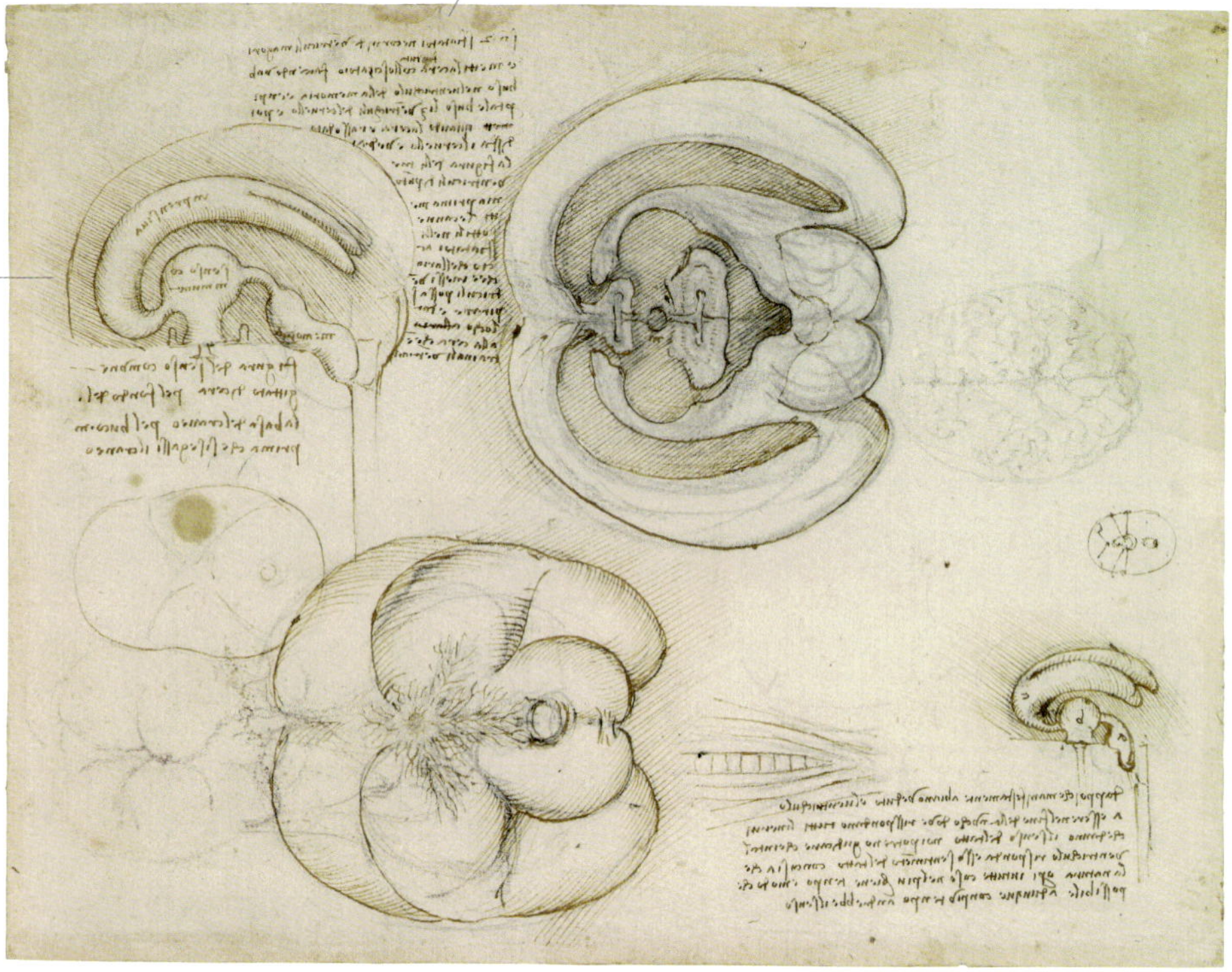

20.0×26.2cm / K&P104r RL19127r

ウシの脳室に通気孔をあけて溶けた蜜蠟を注ぎこみ、固化したのち脳実質を除去すれば、右下図のような脳室かたどり模型ができあがる、という名案だけれど、レオナルドがほんとうにこの方法で脳室の形状を確認したかどうか研究者間でも意見がわかれる。左上図では三脳室に上からそれぞれ印象・共通感覚・記憶の機能がわりふられ、右下図では室aが触覚を伝える全神経があつまる脊髄の末端にあると記す。右端に黒チョークによる脳回パターン図が淡くのこる。

第一次ミラノ時代の後半、すなわち1490年代のレオナルドは、《スフォルツァ騎馬像》や《最後の晩餐》の制作に忙しく、また数学や飛行機械の研究にも熱中した。しかし解剖学とまったく無縁にすごしたわけではなく、古代および中世の医書を読み、新刊医学書を買いもとめ、可能なかぎり人体解剖にも立ち会ったに相違ない。そんな精進ぶりをうかがわせるのは、90年代前半に描かれた3枚の「空想解剖図」だ。この3図はいずれもよく知られているけれど、解剖学的にはきわめて不正確、というよりほとんど荒唐無稽であって、5年ちかくも解剖学を探究しながらレオナルドの知識はこんな低レヴェルにとどまっていたのかと評判が悪い。しかしそれは当然のことで、実地解剖にもとづく図ではもとよりないし、そこに提示されている人体観も、レオナルド自身ではなく、プラトン、ガレノス、アヴィセンナら先人たちのそれである。レオナルドは、この時期までに書物から得た知識、およびごくプリミティヴな解剖体験で得た知見をもとに、これら3図を描いたのであって、これを正しく「空想解剖図」と位置づけることが、彼の解剖学の進展をあとづけるうえで重要である。各図のモティーフは「脳」「性交する男女」「心臓血管系」と一見バラバラのようだが、じつはどれもプネウマすなわち「生命の原理」もしくは「精気」と深く関わっている。《三脳室と頭皮層》から見ていこう。

ヒトをふくむ大型動物の脳に「脳室」とよばれる空洞が4カ所あることは古代から知られていた。左右の半球に側脳室がひとつずつ、脳のほぼ中心に位置する第三脳室、その下方の第四脳室で、これらが重視されたのは、霊魂の座と考えられたからだ。前6世紀ギリシャのアルクマイオンは、すべての感覚は脳と関わりをもつという「脳中心説」を提唱、ヒポクラテス学派もこれにしたがった。いっぽうアリストテレスは心臓こそ生命の中心であり、脳は血液の冷却装置にすぎないと主張。こののち「脳中心説」と「心臓中心説」の論争がつづく。ガレノスは、魂の主導的部分は〈神経腱の源〉たる脳に存するのであって、血液で満たされた心臓には霊魂が入りこむ余地はないと論じ、いっぽうアリストテレス学派は、心臓は生存中はプネウマにみたされており、ヒトや動物が死ぬとこのプネウマがぬけた空虚に血液が入りこむのだと反論。ガレノスは、死亡後の脳を露出させ脳室を観察しても血液はたまっていないし、また生きた動物の心臓を露出させたうえで左心室に〈披針《ひらきばり》を刺し入れてみれば、ただちに血が流れ出てくる〉と、解剖学的な証拠をあげてこれを攻撃（じつは脳室は脳脊髄液で満たされている。論敵にそっと耳打ちしてやったら大喜びしたにちがいない）。ガレノ

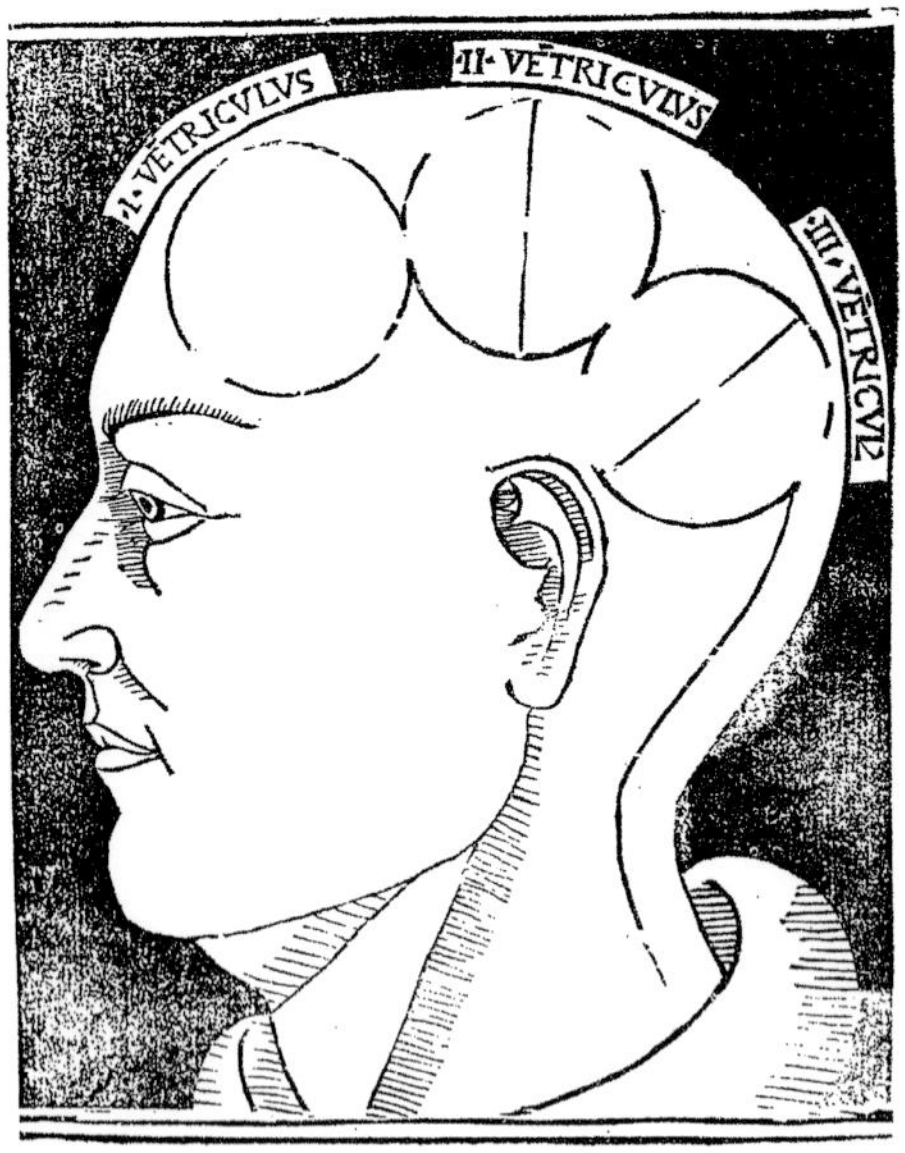

上／脳室の存在は古代から知られていた。古代ギリシャの医学者アルクマイオンが提唱した脳中心説に基づく図解。レオナルドも参考にしたと思われる。1496年に刊行されたアルベルトゥス・マグヌスの哲学書の挿図。

スの権威もあずかって中世には脳中心説が主流となる。

　レオナルドの《三脳室と頭皮層》〔33頁〕も、脳室論の伝統のうえにたって描かれたものだが、断層図《トモグラフィ》を採用した点が新機軸。つまりタマネギを縦割りすると、芯までの構造がひと目でわかる。同様に〈もし君が人の頭を真中から切断すると、最初に頭髪、次に頭皮、また筋肉様の肉、また頭蓋骨膜、次に頭蓋骨、さらにそれらの内側は硬膜および軟膜、それから脳、次に再度軟膜、硬膜、それから怪網、それからそれらの基底である骨を切断することになろう／K&P32rA〉というわけだ。硬膜、軟膜、怪網（ウシにはあるがヒトにはない）といった用語から、レオナルドが解剖学書を読みこんでいることもうかがわれよう。

　紙葉の右下にはタマネギの輪切りに相当する水平断層図もそえられている。どちらの断面図でも脳内に3つ、お団子のように並んでいるのが「脳室」で、注目したいのは、3室が細いチャネルで結ばれ、さらに最前部の脳室には眼球や両耳からの「感覚」が入力される道すじがしめされていること。レオナルドは、各脳室がどんな機能をもつか、そこにどの感覚モダリティの情報がもたらされるのかについて、さまざまに想像をめぐらしていたのだろう。文字どおりの「マインドゲーム」だが、しかし1508年ごろ、彼は画期的なアイディアを思いつく。

　脳の〈大きい〔脳〕室の角《つの》に2つの通気孔をあけ、記憶の室に孔を一つあけて、注入筒で溶かした蠟を注げ。さらにこの孔を通して脳の3つの脳室を充たせ。次いで蠟が凝固したのち、脳を解体せよ。かくて三つの室の形状が正確に分るであろう／K&P104rA〉。脳内の空洞がどんな形状をしているか、レオナルドは彫刻の型どり手法を応用して、確かめようとしたのである。鋳造用のワックスでうまくキャスティングができたかどうか、疑問視する声もあるし、レオナルドがのこした脳室系の図も細部まできっちり正確に描けているとは言いがたい。しかし何より重要だったのは、各脳室の形状や連絡が判明したことだったろう。彼は書く。室aすなわち第四脳室は〈触覚を伝える全神経が応答する場所である項〔脊髄〕の末端にあることが明らかになったわけで、接触の感覚がこの室で応ずる〔に入る〕のは、自然は万事にわたり、可能な限り最短の時間と手段とを使って行動しようとするからである／同前[A]〉。

しかし同時にレオナルドは、みずからの限界も感じたはずだ。視神経や聴神経は脳室にではなく、脳に直結する脳神経に接続しており、そこでなにがおきているかを知るには、神経系や脳実質の生理学研究にまで踏みこまねばならない。が、それは孤独な解剖学者には荷が重すぎた。ウシの脳の半切図〔34頁〕の右側には、脳回のパターンを黒チョークで描いた図が淡く残っているが、彼の脳研究は残念ながらそのあたりでストップしてしまう。

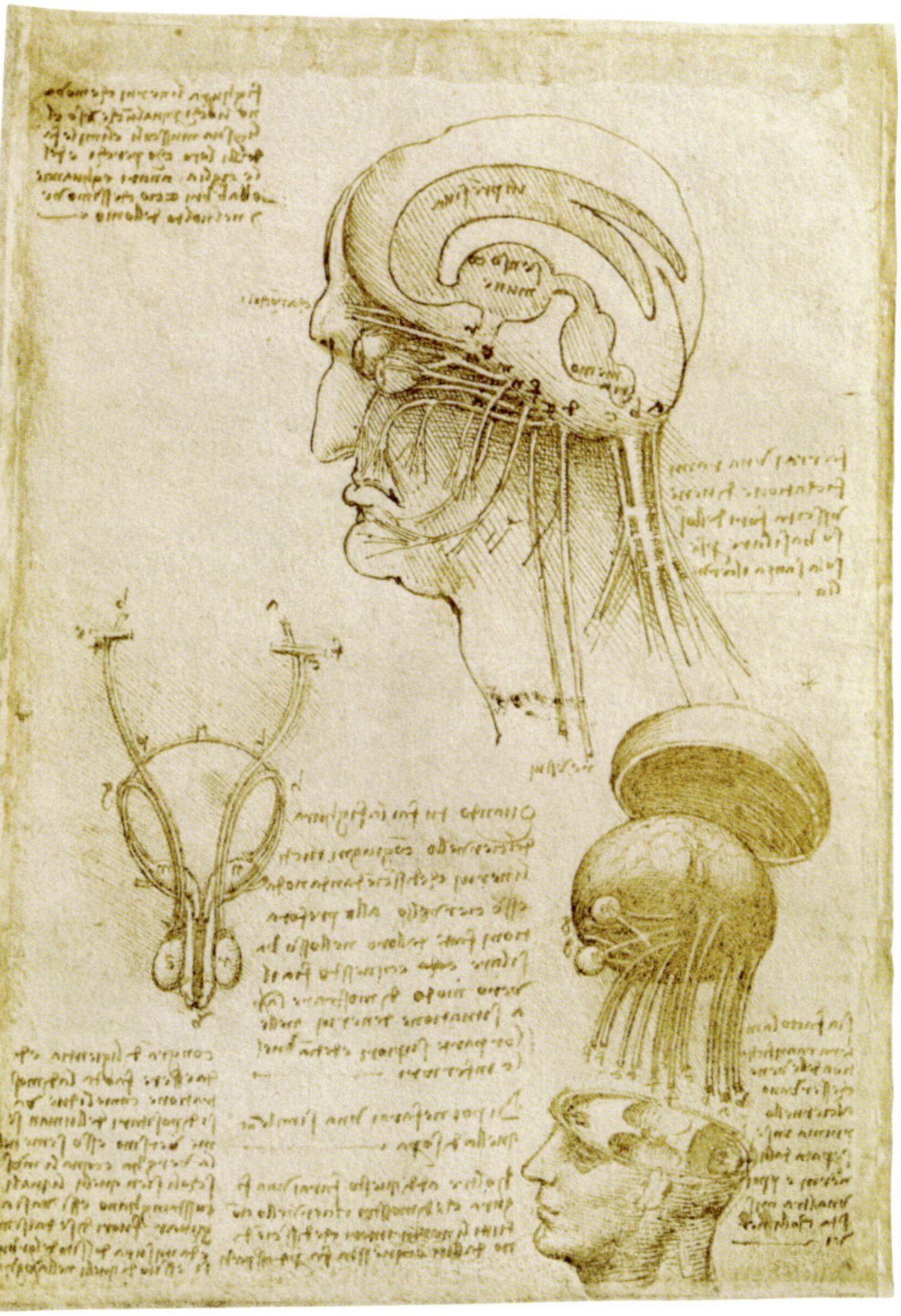

19.2×13.5cm / Weimar sheet v, Kunstsammlungen zu Weimar

ヒトの頭部にウシの脳室を合成させたハイブリッド解剖図。右下の頭蓋分解図も、実解剖ではなく想像の産物とみられる。現在はワイマールの博物館の所蔵だが、右下隅のインクの汚れにより、当初は「解剖手稿B」の一葉／K&P55rと対向していたことが確認できる。

2

精液はどこから?

《性交解剖図》

LEONARDO DA VINCI: AN ANATOMIST

II

「空想解剖図」を描く

1490年代

生まれいずる端緒

人間存在の〈第二の原因の端緒を明らかにしよう〉

〈睾丸が性交の際に果す役割について記せ〉

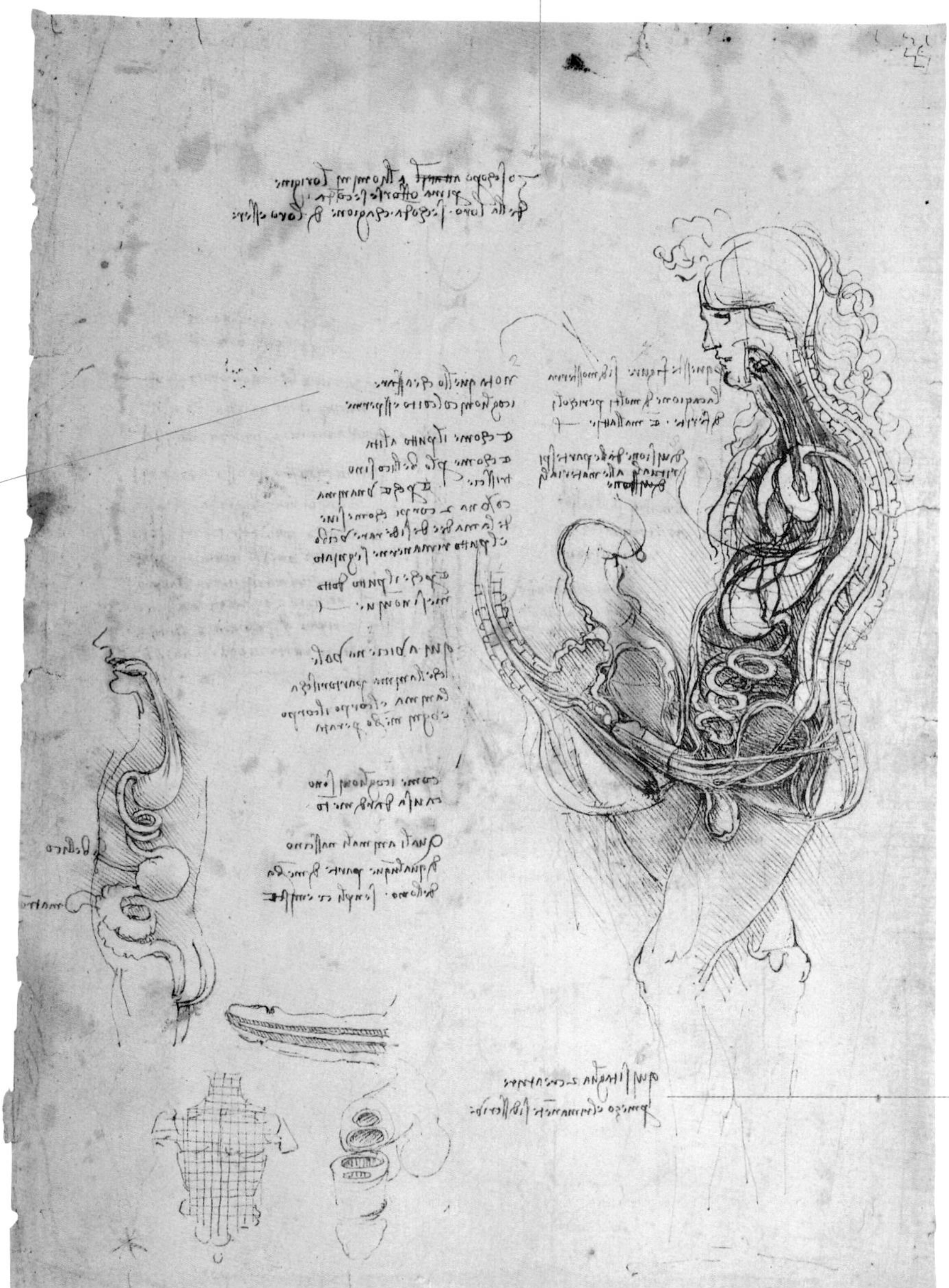

26.7×20.4cm / K&P35r RL19097v

〈ここでは2個の人体が、中央で切断されている〉

通称は《性交解剖図》だけれど、解剖図でないことは、ペニスに2本の通路があることでも明々白々。下は膀胱からの小水用、上は霊魂の座たる脳から脊髄を通って女体内に噴出するスペルマ用で、先端にはごていねいに3滴の精液も。女性の子宮から乳房へ血管がのびているのは月経静脈で、妊娠中に停止した経血はこの血管を通って乳房に送られ母乳に変わると信じられていた。子宮のモコモコした形状は、子宮内に七小室ありとのモンディーノの記述にもとづく。

空想のアナル・アナトミー

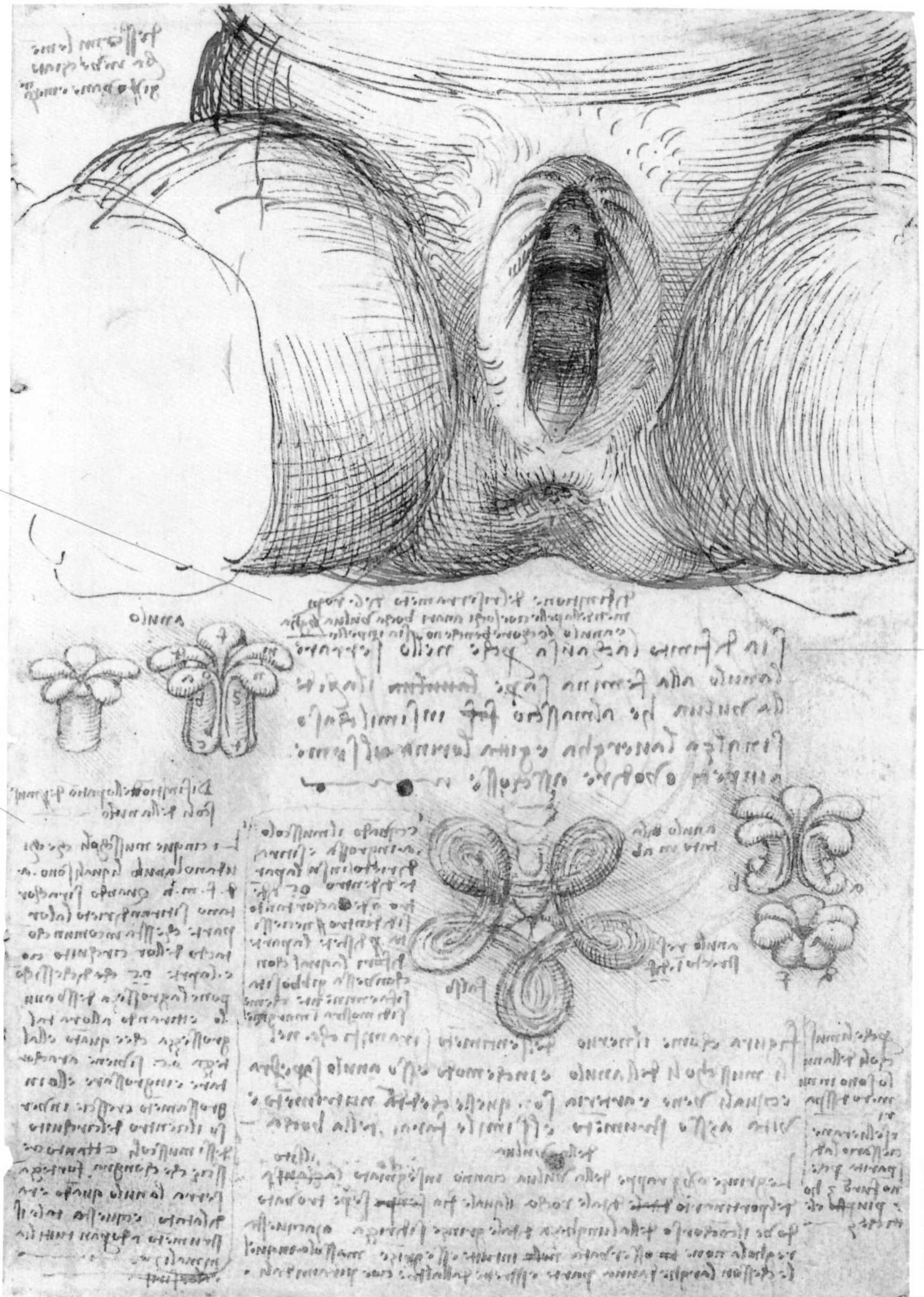

意表をつく大股開きの図は、伝統的に経産婦の女陰を描いたものとみなされてきた。レオナルドは体表の開口部に強く魅せられていて、眼、鼻孔、口、陰門、陰茎、肛門および（体表ではないが）心臓の開閉メカニズムを解明したいと考えていた。ページの下半分は肛門の閉鎖機構についての考察。5弁の筋によるシステムは美的かつそれらしく描かれているが、事実とはまったくことなる「空想のアヌス」にすぎない。右端の2図は「上＝開／下＝閉」の状態をしめす。

よい子をつくるセックス術

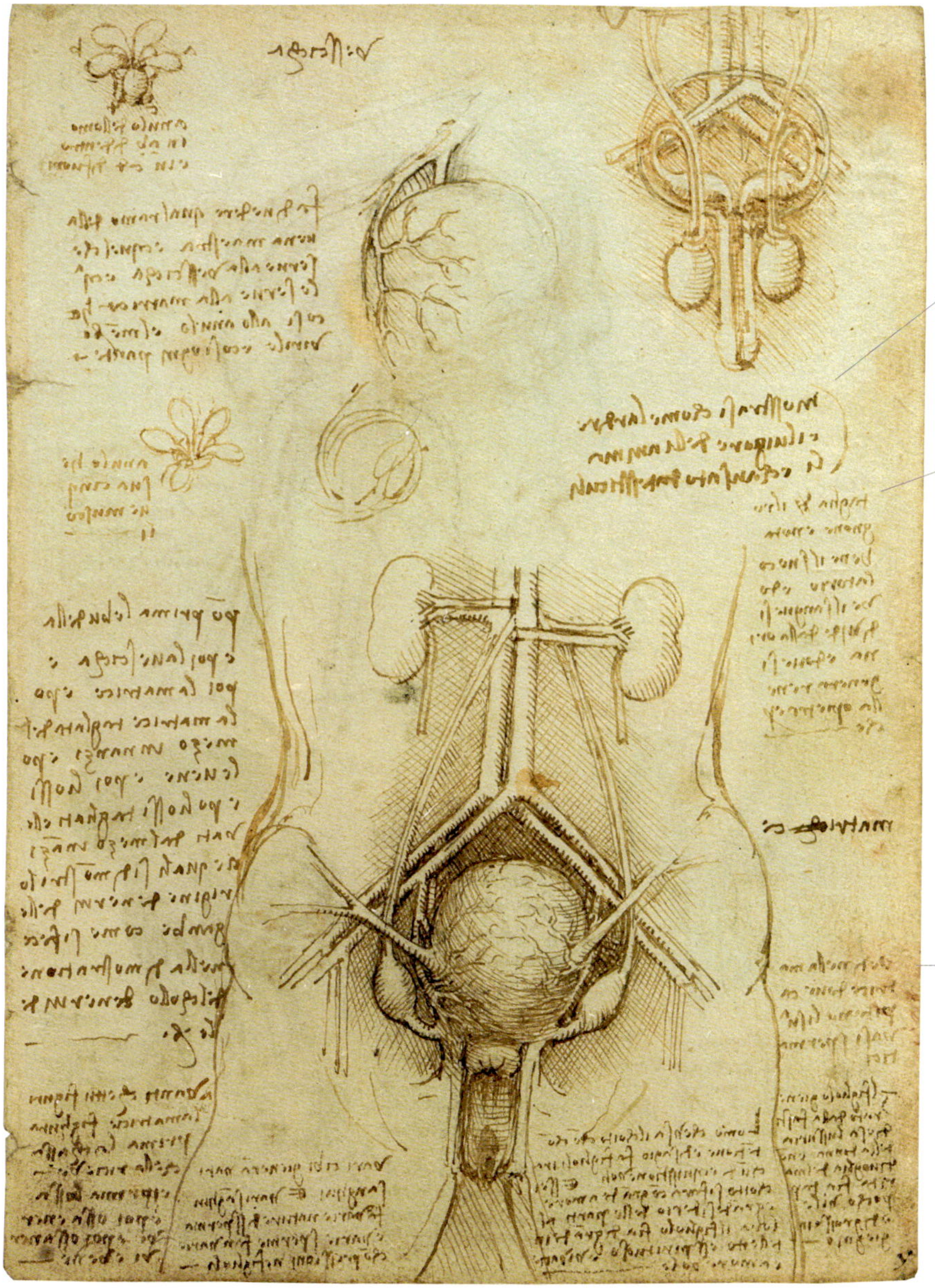

豪胆さや勇気と睾丸の関係
〈腎臓を切開してその濾過器をよく観察〉せよ
卵巣は子宮のどこに接しているか

19.2×13.5cm / Weimar sheet r, Kunstsammlungen zu Weimar

男性生殖器を描いた図の下に〈動物の豪胆や勇気がいかにして睾丸より生じるかが示される〉と記されている。テスティスすなわち睾丸からテストステロンが分泌されるなんてこと、知っていたはずないけどなぁ……。紙葉下半をしめる女体図の左太腿には〈互いに大きな愛情と欲求とをもって性交を行なう者には、すぐれた知性を具えた才気溢れて生々とした愛情豊かな子供ができるだろう〉との書きこみも。レオナルドの両親はきっとすてきな愛を交わしたのだ。

《性交解剖図》はレオナルドの作品として、もっともよく知られたもののひとつ。最上部に記された文言〈私は人々に、彼らの存在の第二の原因――第一の原因というより多分第二の原因の端緒を明らかにしよう／K&P35r[A]〉は、オマリー&ソーンダースによれば、以下のように解釈できるという。ガレノスはスペルマは精巣からもたらされるとしたのに対し、アヴィセンナはヒポクラテスにしたがって霊魂からもたらされるとした。ここでレオナルドは、第一の原因たるガレノス説にアヴィセンナの説を調和させようとこころみている、というのである（文献16）。霊魂は、その座である脳から脊椎内のトンネルをくだり、腰椎部からペニスを経て女性の子宮内に入り、胎児となる。レオナルドが〈胎児はどのようにして臍帯《さいたい》を介して養われるか。……何故に、一つの霊魂が2つの肉体を支配するのであろうか[A]〉と記し、さらに〈アヴィセンナは、霊魂が霊魂を、肉体が肉体を、各器官がその各々を創ると主張している／同前[A]〉と書いているところをみると、たしかにアヴィセンナ説を念頭に描かれた図であったかもしれない。

いっぽうK・D・キールは、この図がプラトン『ティマイオス』44章の「愛欲」の起源を説くテキストの図解なのだと主張する。プラトンによれば神々は、膀胱からペニスに通じる尿道に穴を穿ち、そこに〈頭から、頸を通って下り、脊椎を貫いて、ひと続きにつながっている髄〉を接続させた。この〈髄〉というのは〈魂を備えた生きものであり、それがひとたび出口を得ると、そのはけ口の得られる場所のある、その当のもの〉すなわち女性の子宮のなかに〈流れ出ることを求める、生命的な欲望を生ぜしめ〉、こうして神は子を生もうとする「愛欲」すなわち〈性交に対する欲望〉をつくりあげたという。それゆえ男の〈隠しどころの不従順で我がままなことは、まるで言葉を聴き入れない動物のようなものでして、その狂暴な欲望のために、あらゆるものを征服しようと試みるのです〉とプラトンは説く（文献11）。かくも荒唐無稽なヨタ話を、もっともらしい矢状断面図に仕立てあげたレオナルドの手腕は、みごとというほかない。

男女の生殖器についてのさらに進んだ考察は1506年ごろの紙葉［左頁］にあらわれる。ここでレオナルドは男女の生殖器を対比的に描き（陰茎と膣、精巣と卵巣の形状や位置の類似に注目されたい）、これらが相同性をもつことを示唆している。〈男女の種子《たね》の容器［精嚢《せいのう》と卵巣］は膀胱の後面に接している。しかし男性のもののほうが密着している／K&P54v[A]〉。また〈女性は睾丸《こうがん》の形をした種子の容器2個をもち、その種子は最初は男性のそれのように血液であるが、いずれもが性巣に到達すると、生み出す能力を獲得する／同前[A]〉。重要なのは男女の生殖器官をペアで2セット描いているのは、卵巣と精巣および膣と陰茎の類似性、また男女の同等性を強調するためか。男女ともに血液が性巣に到達すると「生み出す能力」を獲得すると彼は書く。インクの汚れにより41頁の紙葉と対向していたことがわかる。

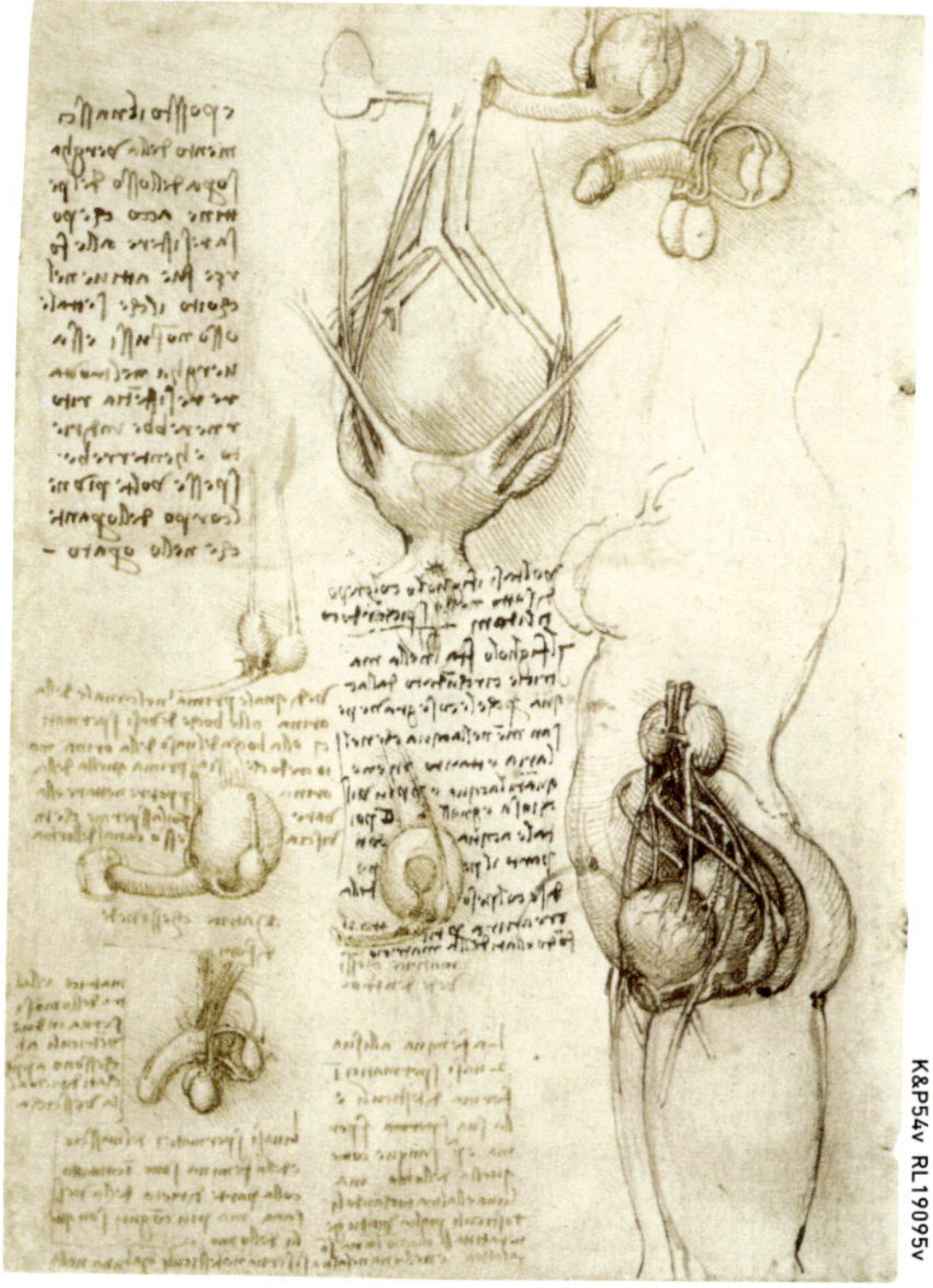

K&P54v RL19095v

〈生み出す能力〔virtu generatiua〕〉という語で、レオナルド解剖学の劈頭《へきとう》をかざる1480年代なかばの紙葉〔8頁〕では、カエルの脊髄に同じ単語が書きこまれ、その裏ページには〈蛙は背骨の髄〔脊髄〕を刺されると即死する。……このことから、ここに運動と生命の基礎があることが分る／K&P1v[A]〉と記されていた。それが《性交解剖図》をへて、1500年代なかばには男女それぞれの性巣に「生み出す能力」を付託するにいたる。しかもその力は〈相手がなければできないし、どちらも性巣に保存されるのではなく、一方は子宮のなかに、他方即ち男性のは膀胱の後ろに接している二個の房室ａｂ〔精嚢〕のなかに保存される／K&P54v[A]〉。《性交解剖図》ではペニス内に2本あった通路〔尿用と精液用〕もようやく〝一本化〟され、〈尿道の中に先に入るのは、種子の管〔射精管〕の開口と、尿の容器〔膀胱〕の開口と、いずれか。私の信じるところでは、まず清掃を行なうことができるように尿のそれが先で、次いで尿道に粘りついている精液を洗い出すのだと思う／同前[A]〉と考察をめぐらす。

ヒトの身体をかたちづくるすべての要素は精子にふくまれており、卵子はただ栄養をあたえるのみとする〔男性優越主義的な〕精子論は、18世紀にいたるまで命脈をたもつが、これに対してレオナルドがいちはやく男女の同等性を指摘したことは、注目にあたいしよう。

3

血管マップ

《静脈の樹》

LEONARDO DA VINCI: AN ANATOMIST

II

「空想解剖図」を描く

1490年代

ガレノスの生理学体系を描く

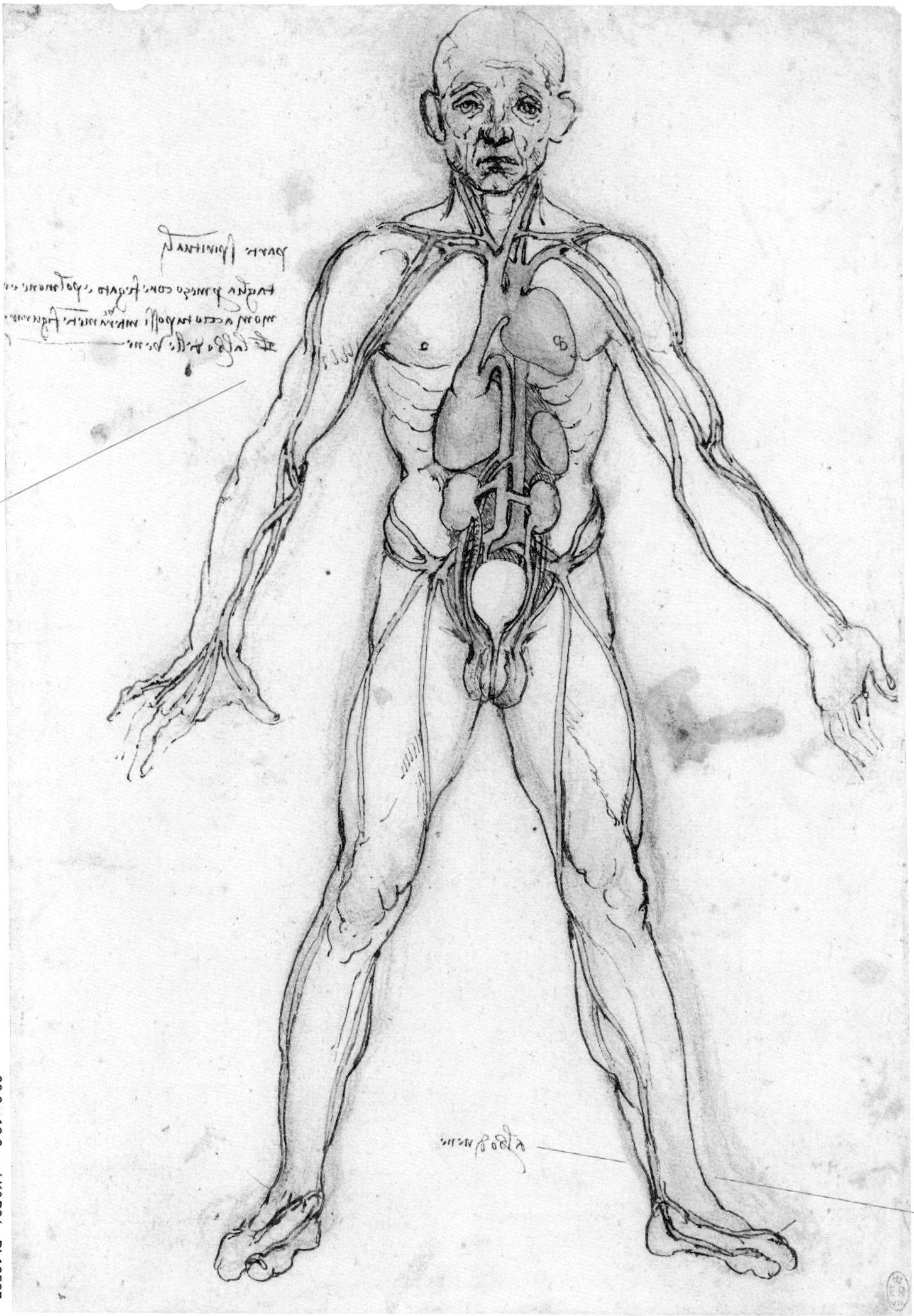

心臓、肝臓、〈それに肺臓および腎臓を中央で切断せよ〉

血管の樹

28.0×19.8cm / K&P36r RL12597r

両足のあいだの鏡文字は「albero dj uene」。alberoは樹、ueneは静脈だが広義には血管もさす。腹部から下肢にかけて動静脈が並走しているあたりをみれば、ここは「血管の樹」と解すべきか。男の顔やポーズはヨハネス・デ・ケタム『医事冊子』の挿図［48頁］にもとづくが、臓器などの配置は同書の女性体内図［17頁E］に比して格段にリアリティがあり、さらにガレノスの生理学体系をも巧みにとりこむ。レオナルドの解剖学研鑽の情報ソースを知る上でも貴重。

ハイブリッド解剖図

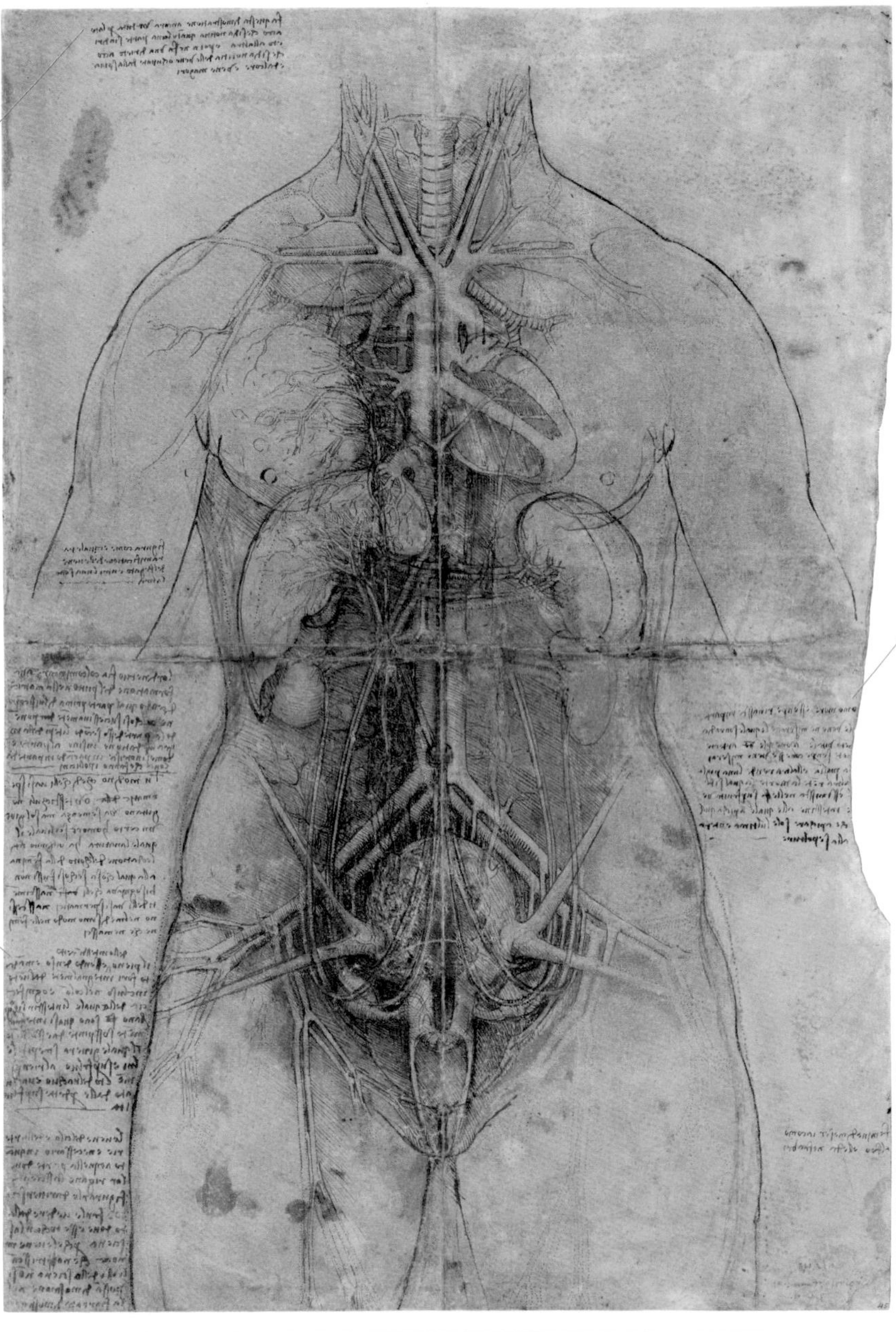
側面および背面からの図もつくれ
生命の根源たる腸間膜の静脈によって人は〈部分的に絶えず甦る〉
〈腸から排泄される糞はすべて風によってほぼ完全に押し出される〉

47.6×33.2cm / K&P122r RL12281r

1509〜10年ごろの制作とみられ、この時点までのレオナルドの解剖研究の成果を凝縮して大型紙葉に描く。2室からなる心臓や「子宮の角」など中世医学の残滓、サンタ・マリア・ヌオーヴァ病院での人体解剖の所見、ウシやブタなど動物解剖の成果までを混淆させながら全体としてきわめて統一されたマイクロコスモグラフィにまとめあげた手腕はレオナルドならではのもの。右腕の外側の輪郭線のつきるあたりに左手親指の指紋がある。おそらく彼自身のものか。

医学史的にみると《静脈の樹》［45頁］は中世の医書でよくみかける「瀉血《しゃけつ》人」と「ガレノスの生理学体系」とを合成させたものとみなせる。

瀉血とは、血管を穿刺《せんし》して体内に蓄積した悪血を放出させる治療法で、中世ヨーロッパではひろく行なわれた（現代でも一部の疾患に対して、また代替医療でも用いられる）。顎や胸部の痛みには頤下の静脈から、歯痛や喉の膿瘍《のうよう》には口唇の静脈から、などと症状によって放血させる静脈の部位がきまっており、これらを一枚の図に示したのが「瀉血人」。レオナルドがここで利用したのは、ヨハネス・デ・ケタム『医事冊子』のイタリア語版に収載された図［次頁］であることは、ほぼまちがいない。

いっぽうガレノスは、生命の基本原理を精気《プネウマ》におき、外界から自然精気が呼吸や摂食によってとりこまれ、これが生命精気および精神精気に変じ、体内を流動することで生命活動が支えられる、と考えた。食物にふくまれる自然精気は腸で吸収され、肝臓で血液となり、心臓左心室で吸気と混合して「生命プネウマ」をふくむ動脈血となって全身を栄養する。動脈血の一部は脳で「精神プネウマ」を付与され、この精神精気が末端から感覚をつたえ、また運動の指令を全身につたえる——という次第なのだが、ガレノス自身もその継承者たちもこの精気流動システムを図に示そうとはしなかった。それゆえ20世紀の医学史家シンガーは、ガレノスを論じるにあたり、その複雑な生理学体系をわかりやすい図にまとめ、自著『血液循環の発見』などに掲載した。おもしろいことにシンガーの描いたその図［次頁］とレオナルドの《静脈の樹》はとてもよく似ているのだ。レオナルドがガレノスの学説に親しんでいたことはあきらかだけれど、断片的なテキストだけから、どうしてこれほどもっともらしい図が描けたのだろう。心臓・肝臓・脾臓・腎臓の位置や形状、動静脈の走行はかなり正確で、同時代の「人体内景図」と較べるとはるかにリアリティがある。

この《静脈の樹》は、１５０６〜08年ごろの習作群をへて、大作の素描《女性内臓図》［右頁］に結実する。この時期のレオナルドは人体解剖を継続して行ない、その成果を「解剖手稿B」などに記録していった。こうして描きためた個々のパーツ——たとえば脾臓と肝臓を結ぶ血管、平行に走る動静脈、気管支の走行、肝内の血管走行、肝円索《かんえんさく》と臍動脈、子宮と卵巣などの臓器群が、この図にとりこまれ、あわせて「二心室の心臓」や牛の角に似た「卵巣索」といった中世解剖学の残滓《ざんし》、さらにはヒト以外の動物のボディパーツも盛りこまれている。レオナルドは、自分があつめたすべての解剖学知識を統合して、この一枚の体内宇宙図にしたてあげたのだ。つまりここに示されているのは、解剖学者の資質というより

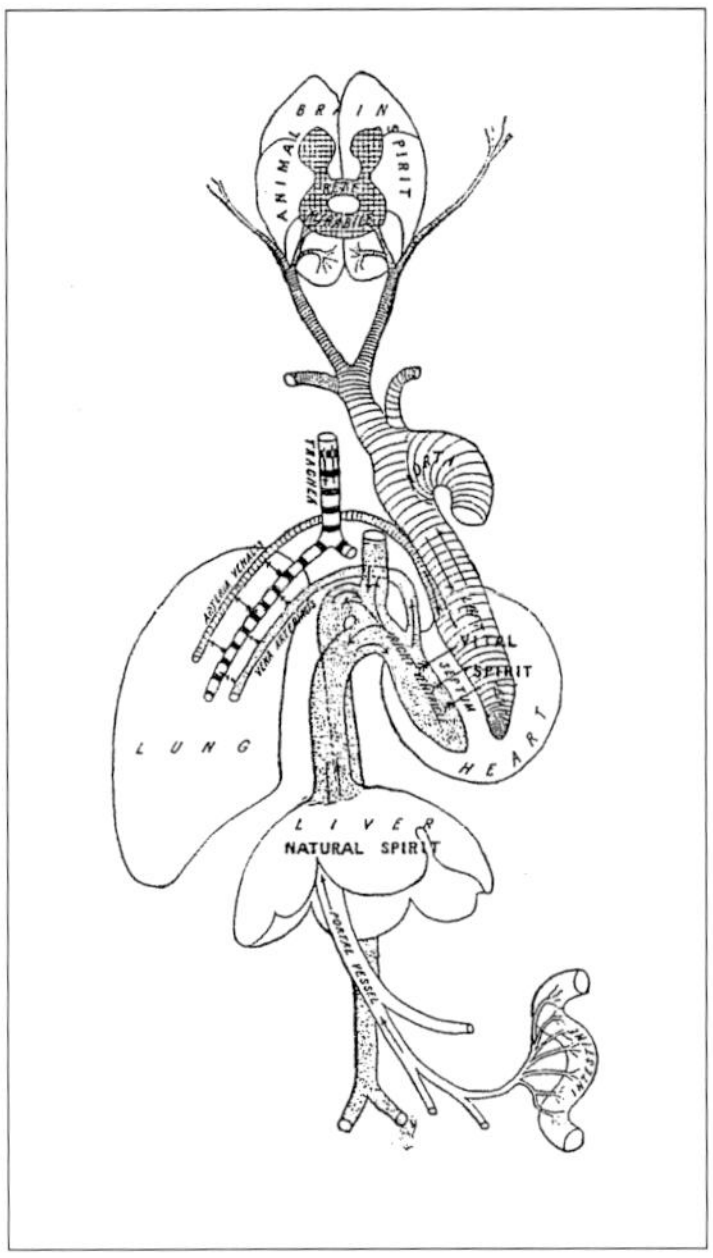

ガレノスの唱えた「精気流動システム」を20世紀の医学史家が図式化。シンガー『血液循環の発見』（1922年刊）より。

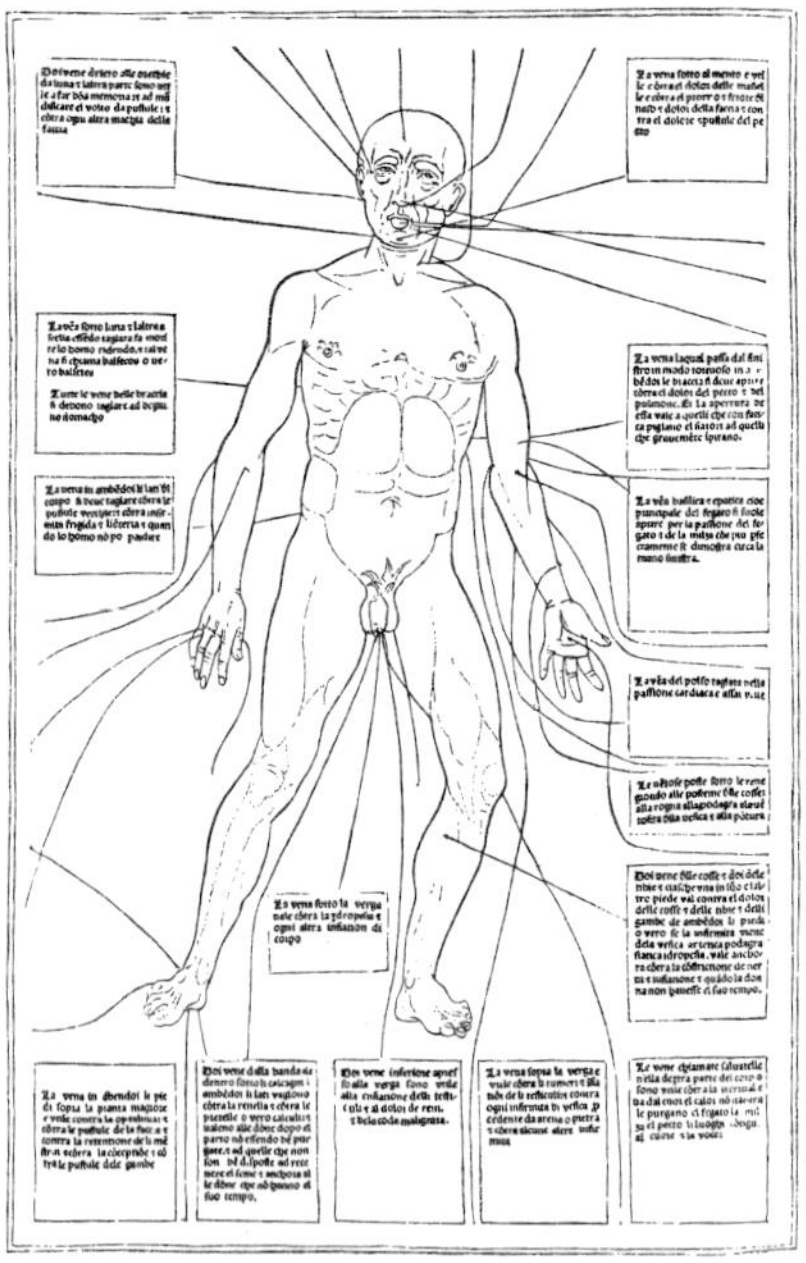

ヨハネス・デ・ケタム『医事冊子』の瀉血術を受ける男性図（1494年）。解剖研究初期、レオナルドはこの図を用いて《静脈の樹》[45頁]を作成した。

は、彼のアーティストとしての資質だといっていい。

　まず指摘できるのはシンメトリに対する強い執着（じっさいレオナルドは縦に半折した用紙に半身を描いたのち、もういっぽうの半身を転写して女体の輪郭を完成させている）。人体の内部では、心臓が左に肝臓が右に位置するなど多くの臓器が非対称だが、レオナルドは肝臓を小さめに、脾臓を大きめに描くことで、左右のバランスをとっている。腹部を走る脈管がいちじるしく幾何学的な配置をみせるのもレオナルド的で、好んで描いた複雑な組紐デザインを思わせる。もうひとつの特質は、臓器のソリディティ。有機的な形態ながら叩けばコンと音がしそうな印象があるのは、解剖時に味わったのとは真逆の質感を、意図的にあたえたからだろう。解剖についてレオナルドはこう語る。〈たとえこの作業に情熱を注ぐとしても、おそらく君の胃が受けつけないだろう。よしんば胃に異常を起さなくても、見るだに怖ろしい皮膚を剥いだ八つ裂きの死体と一緒に、夜の時間を仲よく過すことの恐怖に、おそらく参ってしまうだろう……／K&P113rA〉。思うに彼は、ブヨブヨした手ざわりや定形をもたないグニャリとした物体が苦手だったのではなかったか。遺体を前にしたレオナルドは解剖学者であり自然科学者であったけれど、その成果を紙葉に描くとき、彼は画家以外のなにものでもなかったのだ。

ハードボイルドな五臓六腑

〈最初に肺の中の気管の分枝をすべて描け〉

〈心臓は脳と性巣の中点に正確に位置する〉

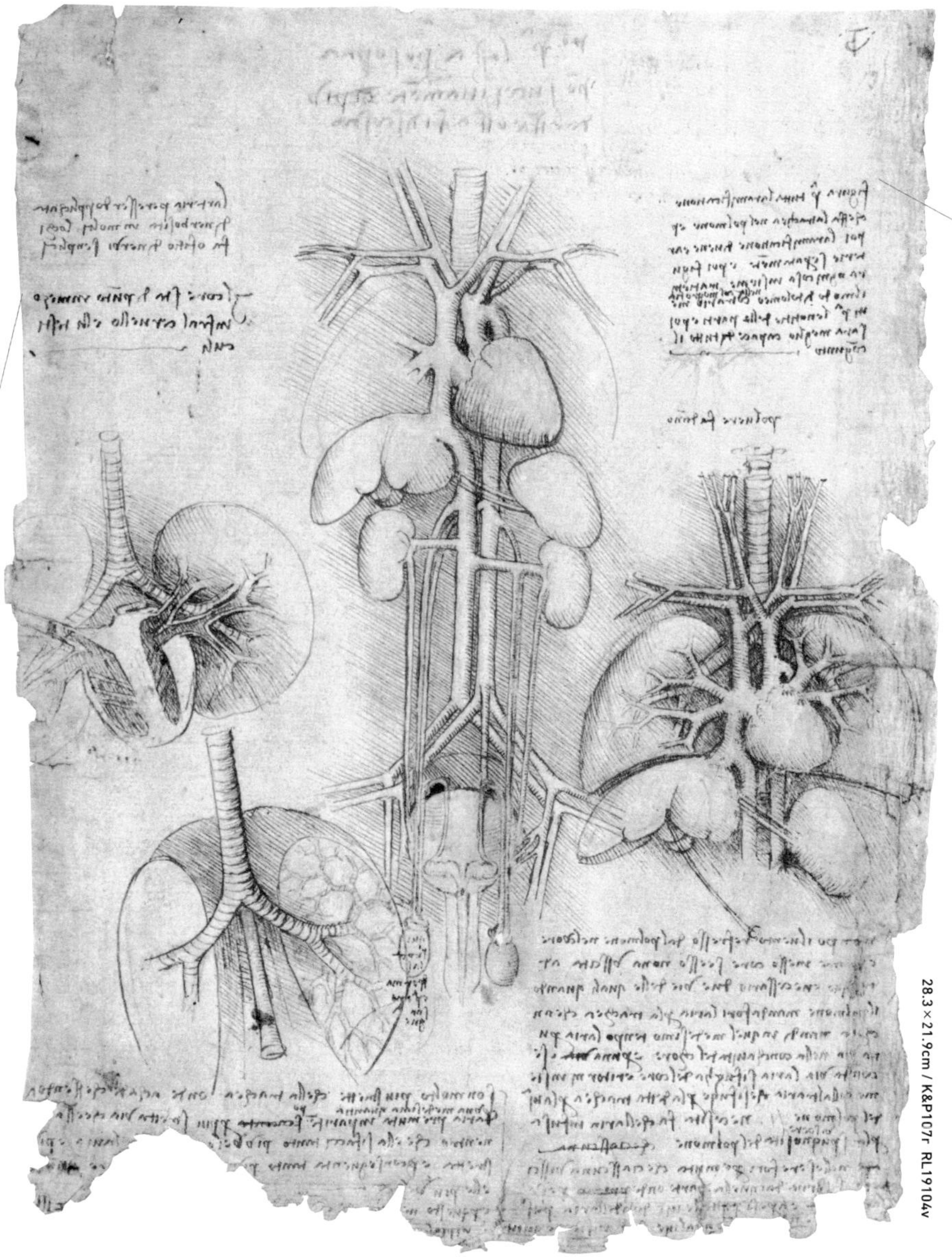

28.3×21.9cm / K&P107r RL19104v

模式化された内臓が動静脈に連結しているさまは、不定形の〝はらわた〟というよりプラモデルのパーツのよう。サンタ・マリア・ヌオーヴァ病院での解剖でえた知見と、書物で学んだ知識を合成して描いたものだろう。心臓は伝統的な2室構造で、肺とのあいだを2本の通路がつなぐ。肺から心臓へ送られる空気は〈もし出口がなければ心臓に入ることができない〉からだ。右精巣の下に〈種子はここで煮られる〔調理される〕が、もとは血液であった〉との記入がある。

レオナルド日記 2

文献が明かす天才の実像　1482–99年

1482年／30歳	ミラノの宮廷に出仕。80年代に「手稿」の執筆を始める。
1483年／31歳	《岩窟の聖母》[左頁]と《スフォルツァ騎馬像》に着手。
1490年／38歳	10歳の美少年ジャコモ（愛称サライ）を養子に。《白貂を抱く貴婦人》
1495年／43歳	《最後の晩餐》に着手（98年完成）。
1499年／47歳	フランス軍がミラノ占領。ミラノを去る。

《岩窟の聖母》の謎

1483年4月25日（金）　ミラノ

《岩窟の聖母》として知られる油彩画の契約書に署名。サン・フランチェスコ・グランデ教会に付設された無原罪懐胎信心会の礼拝堂の祭壇のための油彩画で、契約書には画家アンブロージョ&エヴァンジェリスタ・デ・プレディス兄弟の署名もある。無原罪懐胎とは、聖母マリアもまたイエスと同様に、人の子でありながら原罪の汚れからのがれていたとする教えで、中世から根強い信仰をあつめていたものの定番の図像表現があったわけではなく、ここでレオナルドは、無垢の大自然のなかに聖母子、天使、洗礼者ヨハネを布置する、きわめて独創的な構図を創出した。仕様書からすると祭壇は、聖母および父なる神の彫像、奏楽の天使図、マリア伝の浮彫などを配した大型のもので、その〈中央のパネルは平面に描かれ、聖母子と天使たちはあたうかぎり完璧な油彩で仕上げられる〉と明記された部分をレオナルドが担当。デ・プレディス兄弟は彫刻や浮彫の彩色、および奏楽の天使図を描いたとみられている。レオナルドの油彩は1484年末にはほぼ完成したが、1490年代はじめになってアンブロージョ・デ・プレディスが報酬や作品の評価額について不服を申し立て、係争がようやく1508年に決着したときには《岩窟の聖母》にはなぜかふたつのヴァージョンが生まれていた。興味ぶかいことに礼拝堂には遅れて着手された作が納められ、第1ヴァージョンはおそらく高値で買いとられたとみられる。第2ヴァージョンは作者帰属《アトリビューション》に論争があるものの、塗り直された青空には高価なウルトラマリンがつかわれ、また聖ヨハネの飾帯や後光など、わかりやすい表徴が加えられている点が注意をひく。

《スフォルツァ騎馬像》の破壊

1490年4月23日（土）　ミラノ

〈この手稿の使用開始。再び馬の制作を始める〉[C]と「パリ手稿C／15v」に言及されているのは、スフォルツァ騎馬像をさす。レオナルドがもくろんだ巨大かつ躍動感あふれる人馬像の粘土モデルはこののち1493年秋には完成し、11月30日のイル・モーロの姪ビアンカとマクシミリアン皇帝との結婚祝典のさい展示された。「マドリッド手稿II／151v」にのこる同年12月20日のメモには〈私は尻尾はつけないで、また横倒しにして馬を鋳造することにした〉[C]とあり、つづいて鋳型が造られたもののついに鋳造にはいたらず、1499年のフランス軍のミラノ侵攻のおり、粘土モデルは破壊された。

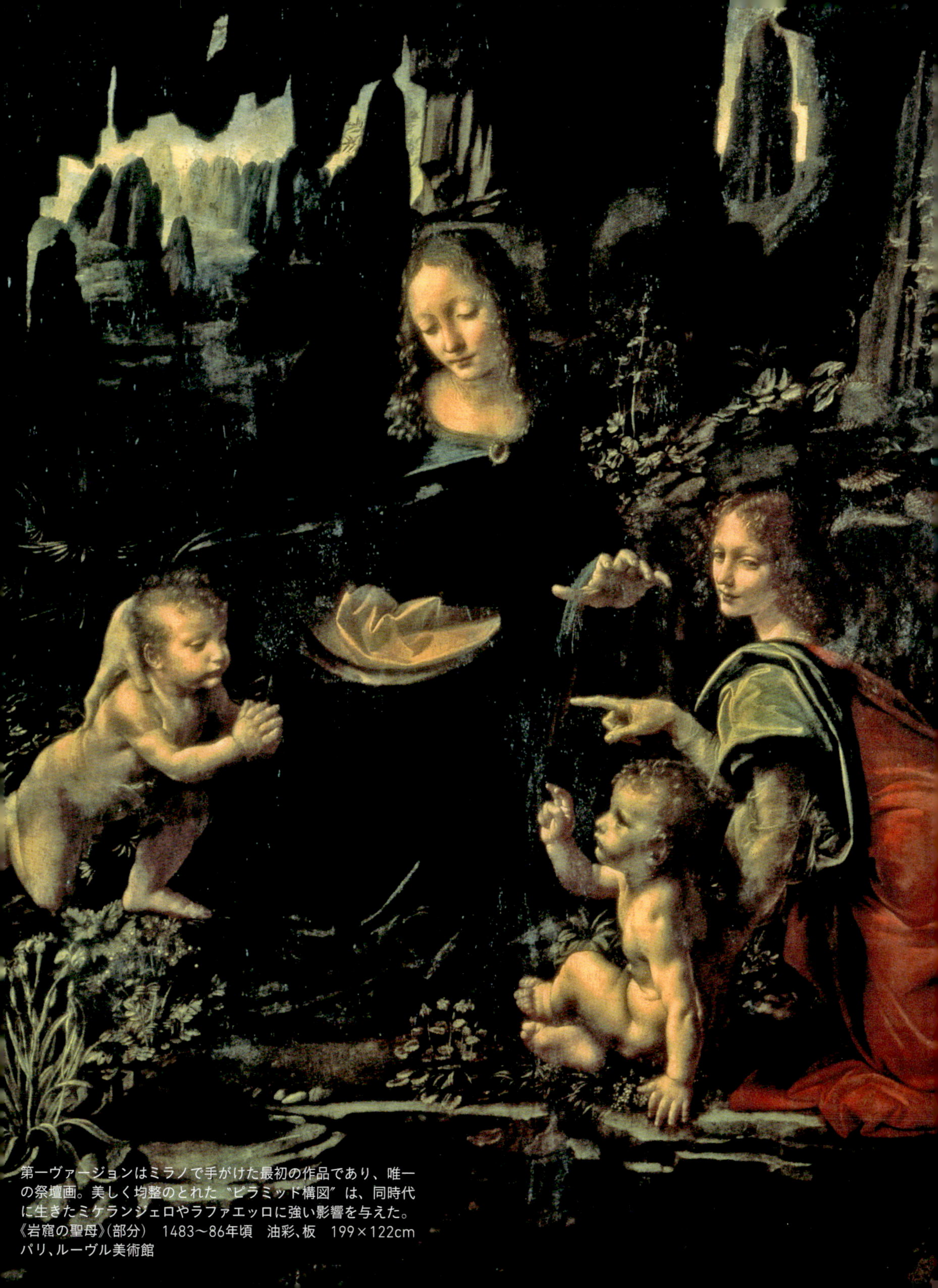

第一ヴァージョンはミラノで手がけた最初の作品であり、唯一の祭壇画。美しく均整のとれた“ピラミッド構図”は、同時代に生きたミケランジェロやラファエッロに強い影響を与えた。
《岩窟の聖母》(部分)　1483～86年頃　油彩、板　199×122cm
パリ、ルーヴル美術館

LEONARDO DA VINCI: AN ANATOMIST

III

百歳の老人を解剖する

1507–08年頃

百歳老人のお臍に注目

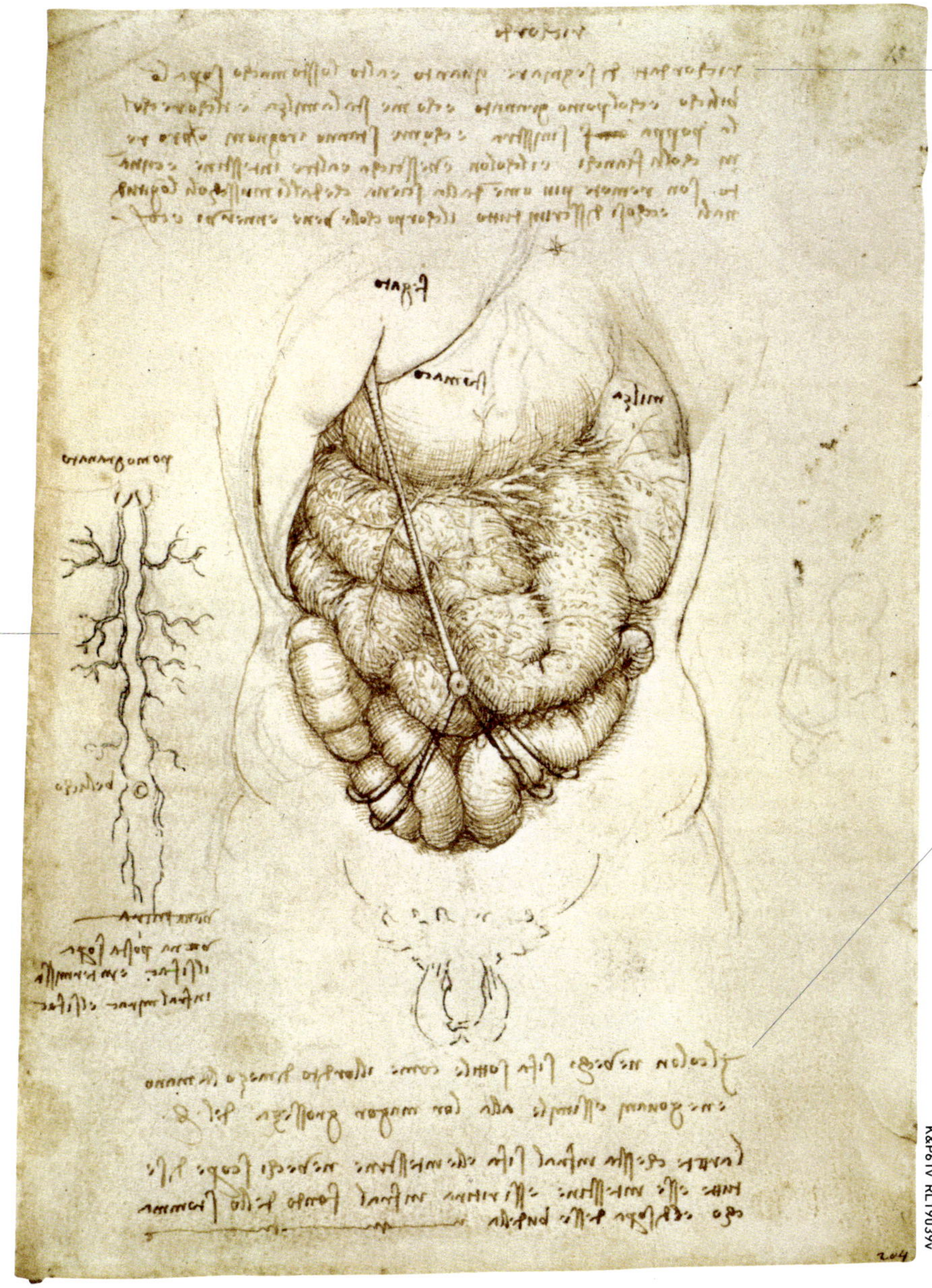

K&P61v RL19039v

〈胃は臍の上方どのくらいのところにあるか……脾臓や心臓は左の乳頭からどれほど離れているか〉

胸骨下端の「剣状突起」から臍にかけて走る静脈

〈結腸は、老人にあっては手の中指ほどに細く〉なる

腹腔上部をしめる臓器には向かって左から「肝臓・胃・脾臓」と記入がある。前腹壁を除去した状態だが、中央に小さく丸く臍が残されているところが重要。肝臓と臍とをつなぐ肝円索（臍静脈の遺残）はこれほど長くはないし、臍から下方にのびる臍動脈も正しくは左右2本のみ。というわけで描写はやや不正確ながら、両者ともに胎児と胎盤を連絡する血管のなごりで、レオナルドは臍静脈をあらゆる哺乳動物の発生に不可欠な、文字通りの生命線とみなしていた。

美しき腸間膜

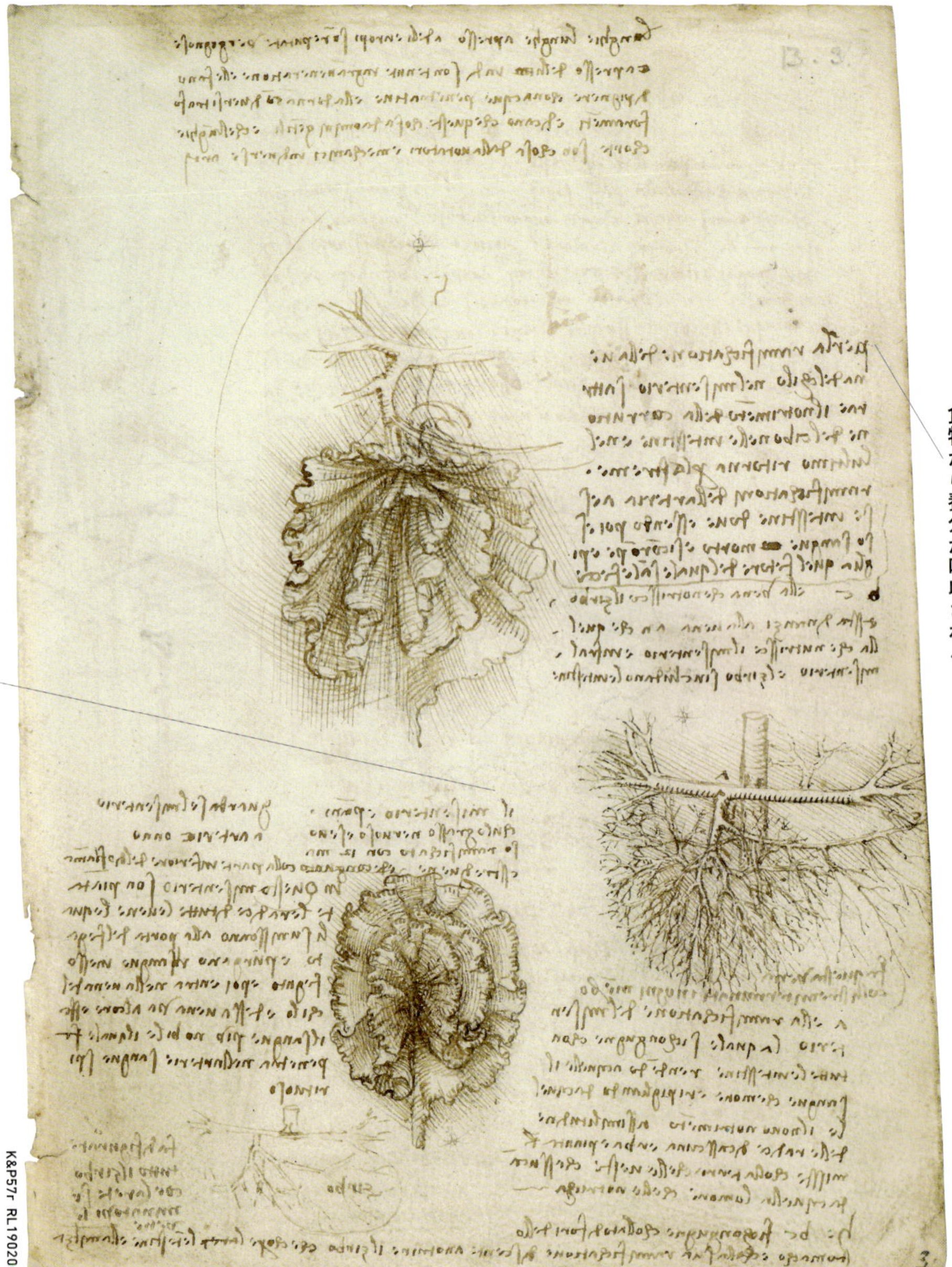

腸間膜静脈によって腸内で腐敗した食物から養分が吸収される

〈腸間膜は厚くすじばった脂肪性の膜で……〉

K&P57r RL19020r

こんなに美しく腸間膜が描けるなんておどろきだ。腸間膜は腸管とこれを栄養する動静脈や神経を包むように発達し、腸を脊柱に連結する役割をはたす。ことばを換えると左ページの小腸大腸図から腸管のみを切除すると、膜の断端は上2図のようになるわけだ（ただし上行結腸・下行結腸に間膜はない）。腸で吸収された栄養分は腸間膜静脈を通って肝臓に運ばれ、レオナルドによればその血液は肝内で浄化され、さらに心臓にいたって高貴かつ精気をおびた動脈血になる。

虫垂の「絵になる最初」

K&P73v RL19031v

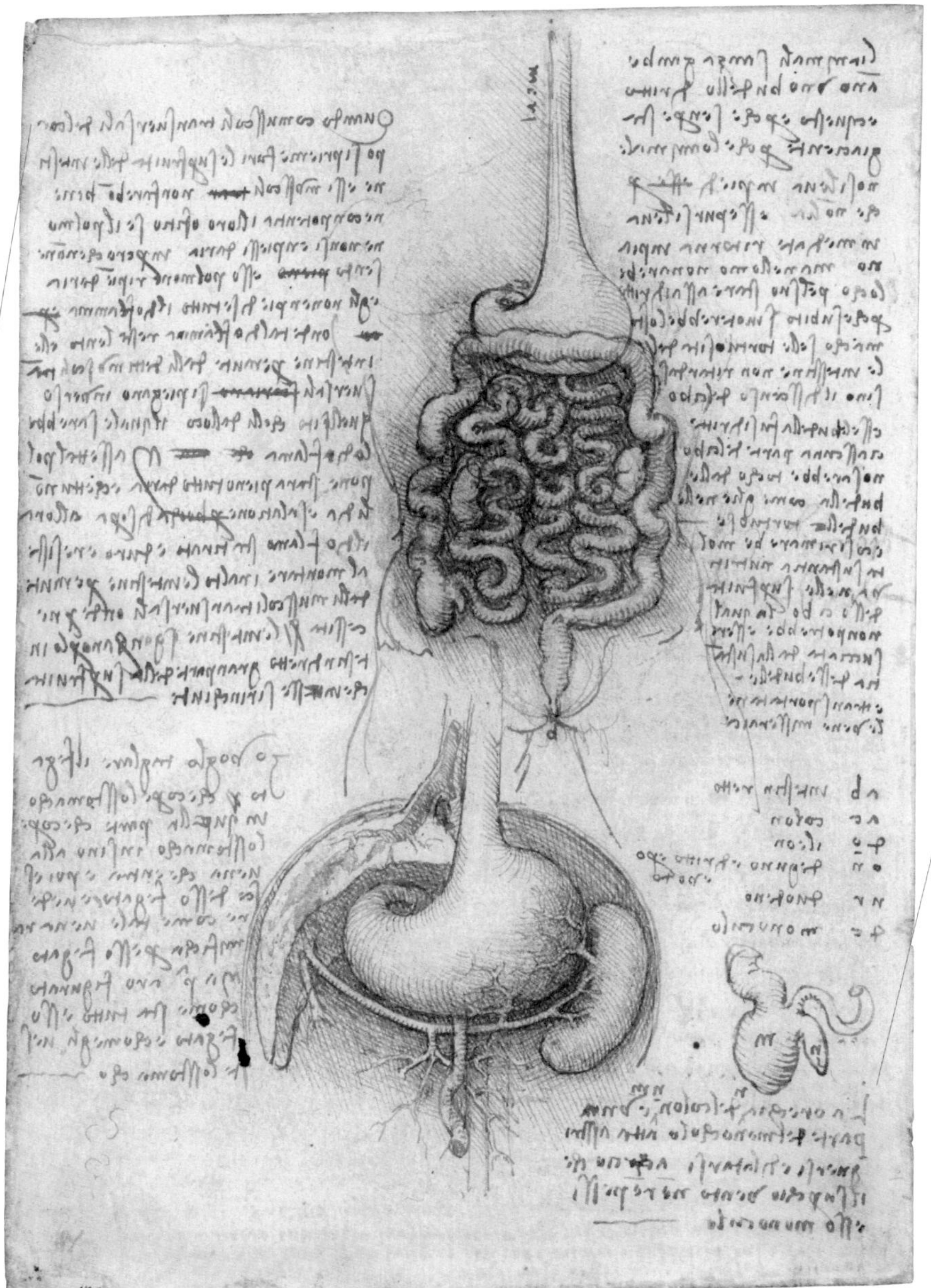

腸内の余剰物が排泄される機構について

〈結腸ｎｍの耳ｎは盲腸の一部であって〉すなわち虫垂のこと

上は食道から肛門までの消化管を概念的に描いた図、小腸の隙間には左右の腎臓もみえる。右下は回腸から結腸への移行部でmは盲腸、nは虫垂。レオナルドは〈余剰な風が盲腸を破裂させないよう〉虫垂が伸縮すると記す。解剖手稿にあらわれる「風」の語は「圧力」と置き換えると理解しやすい。彼は呼吸にともない横隔膜が収縮して下降することで腹腔内圧があがり、腸内の食物が下流に向かい、直腸から排泄されると考えた。虫垂はその安全装置というわけだ。

老人の

腕神経叢を究める

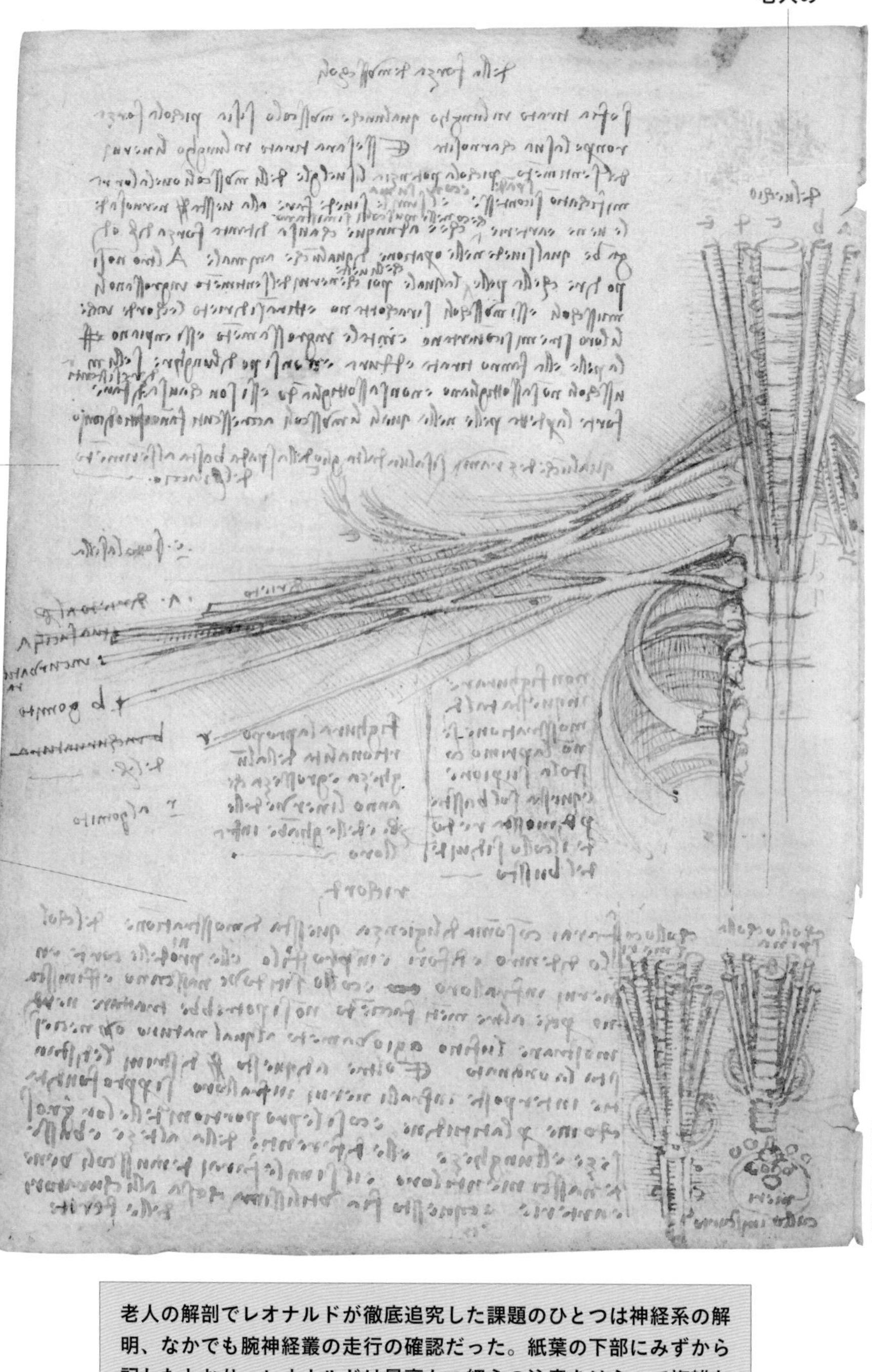

〈5本の分枝のうちのどれか一本が刀で切られないで助かれば、腕の感覚は充分に保たれる〉

〈頸部の示説を……最高の注意をもって行なえ〉

K&P57v RL19020v

老人の解剖でレオナルドが徹底追究した課題のひとつは神経系の解明、なかでも腕神経叢の走行の確認だった。紙葉の下部にみずから記したとおり、レオナルドは最高かつ細心の注意をはらって複雑な神経走行を剖出・確認した。本紙葉は脊髄神経から分岐する5本の神経（第5～8頸神経および第1胸神経）がたがいに合流分岐しながら5本の腕神経に分かれていくプロセスを正確に描いたものとしてすこぶる評価が高い。上部のメモは〈筋肉の力について〉の考察。

腕神経叢のルートマップ

脊髄とそこから分岐する神経の断面

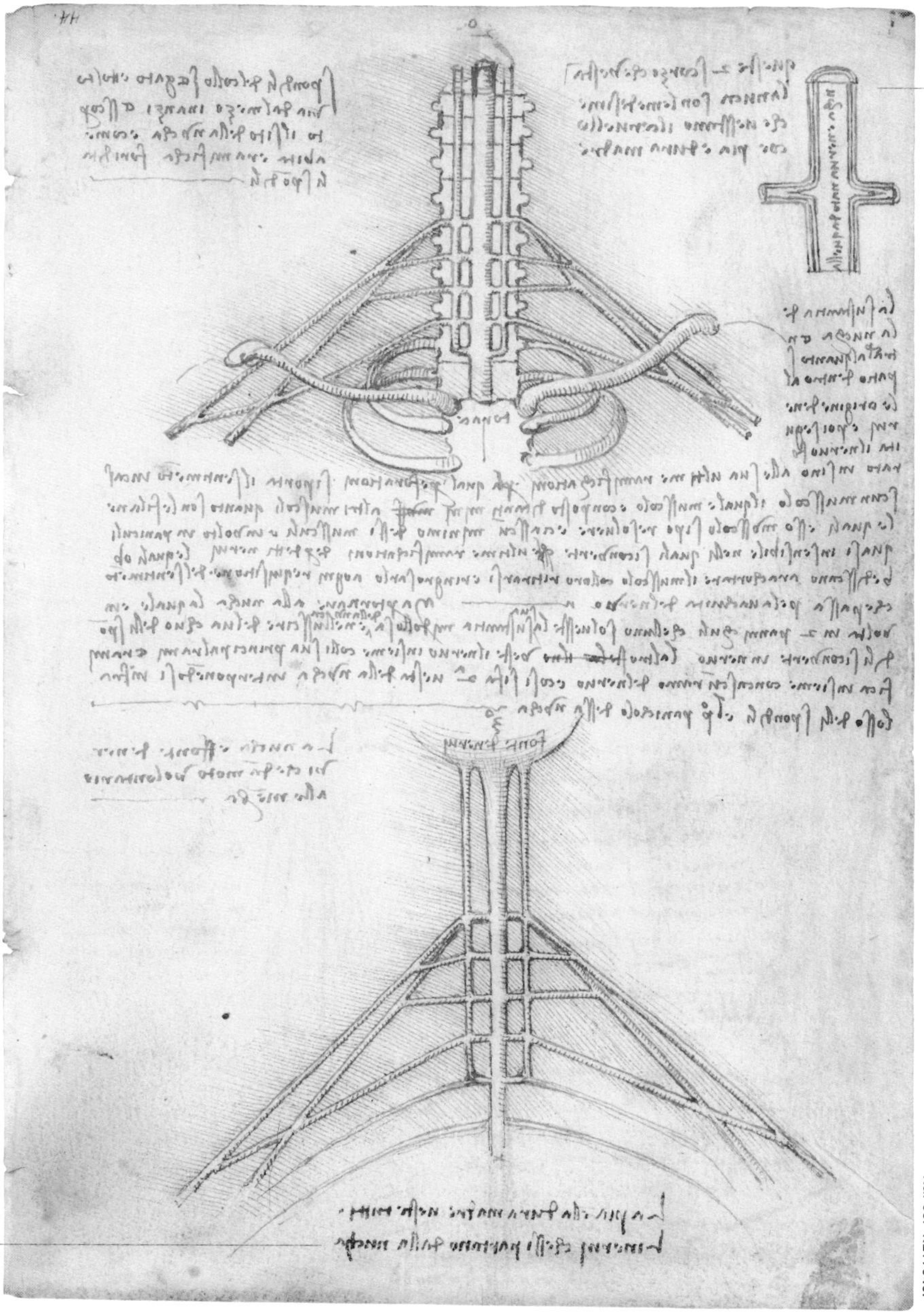

〈軟膜と硬膜とは脊髄から出てゆくすべての神経を被うている〉

K&P63r RL19040r

まるで現代の地下鉄路線図のような腕神経叢のルートマップ。右ページの解剖の成果をここまで単純化してみせたデザイン感覚は秀抜というほかない。椎骨と肋骨と胸骨を除去してさらにシンプルになった下図の上端には〈神経の源〉としての脳がみえる。フリーハンドのインクの線のなんと繊細なことか。中央のメモでは、神経の末端分枝と筋肉の微小な繊維がどのように接続しているか、神経によって伝達される命令がどのように筋肉を収縮させるかが論じられる。

全身の神経分布

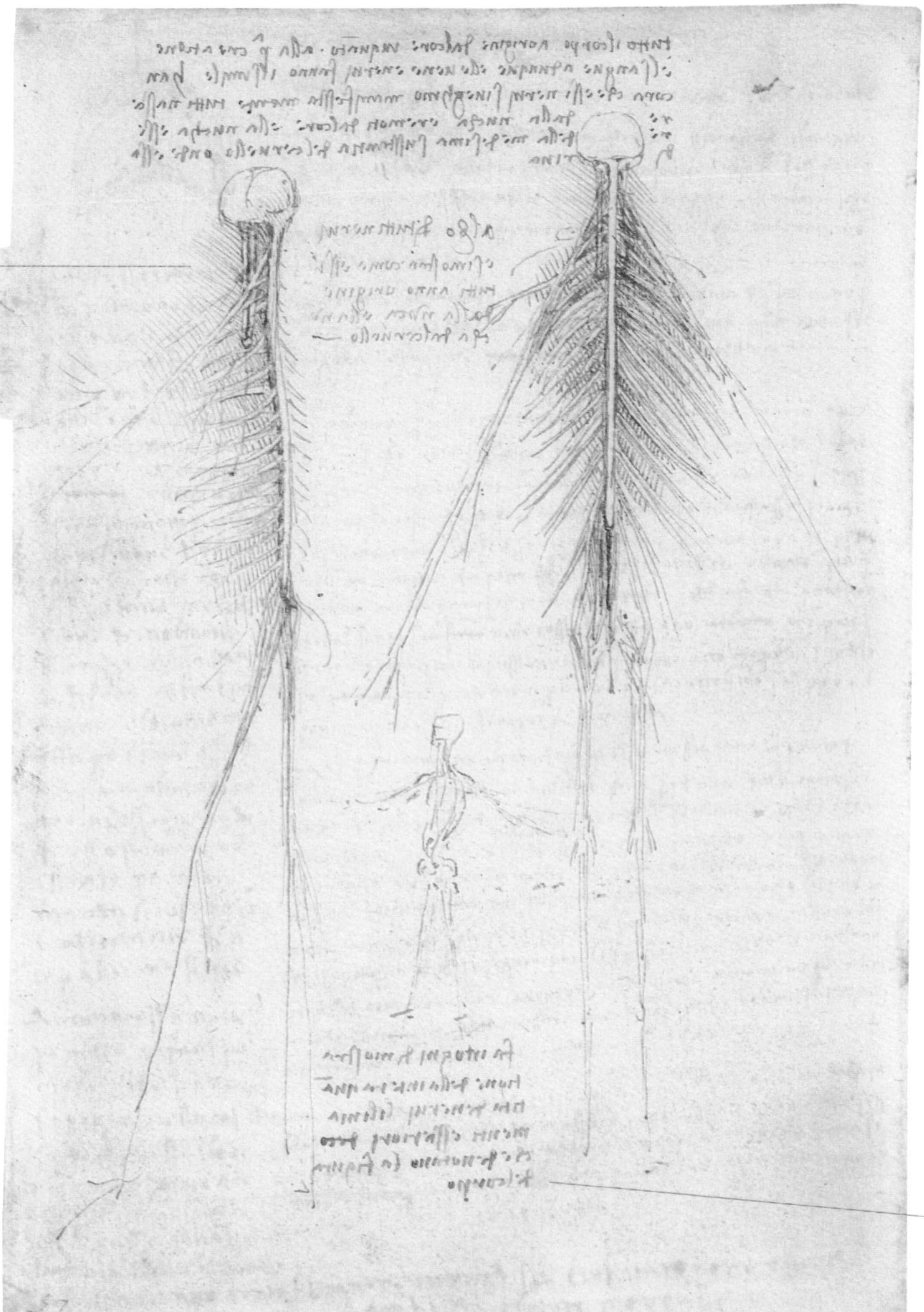

すべての神経は「うなじ」すなわち脊髄からおこる

〈神経の全体の拡がりを示説するには、一々、からだの形を示す外表の輪郭線を描け〉

K&P76v RL19034v

〈全神経の樹〉すなわち全身にはりめぐらされた神経の走行。すべてを剖出したわけではなく、実見と想像とを合成させた図で、下半身については探究不足とみる研究者が少なくない。レオナルドが神経系を重視したのは、それが肉体と霊魂とをつなぐ役割をはたすから。感覚を脳につたえ指令を末梢に運ぶ神経システムがなければ、霊魂はこの現実世界を感じることも、外界に働きかけることもできない。肉体を離れた霊魂は、彼にはなんの意味も持たなかったのだ。

〈そしてこの老人は、死ぬ数時間前に、自分は百歳をこえたが、弱りはしたものの、その他にどこが悪いという自覚はない、と私に語った。そうして彼は、フィレンツェのサンタ・マリア・ノーヴァ病院内のとあるベッドの上に坐ったまま、身動きもせず、何一つ不慮の兆《きざし》も示さずに、この世を了えたのである

かくも甘美な死の原因が知りたくて、私は彼の死体を解剖してみた／K&P69v[A]〉

レオナルドが「解剖手稿B」の1葉にこう記したのは、1508年秋のことと考えられている。〈この解剖を私はかなり克明に記述した／同前[A]〉と書くとおり、B手稿には「老人の」と注記された素描だけでも15図（10ページに分散）、ほかに注記はないものの同じ解剖セッションにもとづくとみられる図が十数点ある。

解剖が行なわれたサンタ・マリア・ヌオーヴァ病院は1288年に開設され、いまなお活動をつづけるフィレンツェ最古の医療施設。創設者フォルコ・ポルティナーリはベアトリーチェすなわちダンテの永遠の恋人の父親だ。この由緒ある病院を、どういうわけかレオナルドは銀行がわりに利用していた。1499年秋、フランス軍の侵攻によりミラノが陥落すると、レオナルドも20年ちかく住みなしたこの町を離れる決心をする。同年12月14日、彼はフィレンツェのサンタ・マリア・ヌオーヴァに600フィオリーノを送金、まずマントヴァの宮廷を訪れイザベラ・デステの肖像を描き、ついでヴェネツィアをへて、翌年春にフィレンツェへ。到着まもない4月24日にはヌオーヴァ病院の預金から50デュカートを引き出している。その後も金銭出納の記録がたびたび残り、1513年にミラノからローマに移ったさいにも立ち寄って10月10日300デュカートを預金。その6年後に作成した遺言状にも〈フィレンツェ市のサンタ・マリア・ヌオーヴァの財政係の手元に貯蓄せる太陽金貨400スクードの全額[C]〉を、フィレンツェに住む肉親の兄弟に遺贈するとの一項がある。この〈財政係〉は、レオナルドの預金の利息全額を積み立てていたというのだから、古くからの知己でもあったろうか。そんなつながりを生かして彼はしだいに病院の医事部門にも入りこみ、やがて病死者の解剖を許されるにいたったのだと考えたい。「老人」にさきだって、レオナルドは2歳児や青年、また女性の解剖を行なったと記しているけれど、そんな多彩な顔ぶれの死者と遭遇できたのも、病院を拠点にしていたからだろう。じっさい16世紀前半の記録によれば、レオナルドがフランスに去ったのちも、ヌオーヴァ病院には彼の素描類が数多く残されていたという。頭蓋骨のデッサンからほぼ20年をへてレオナルドは、ようやくヒトの新鮮死体にアクセスできる立場を手にいれたのだ。

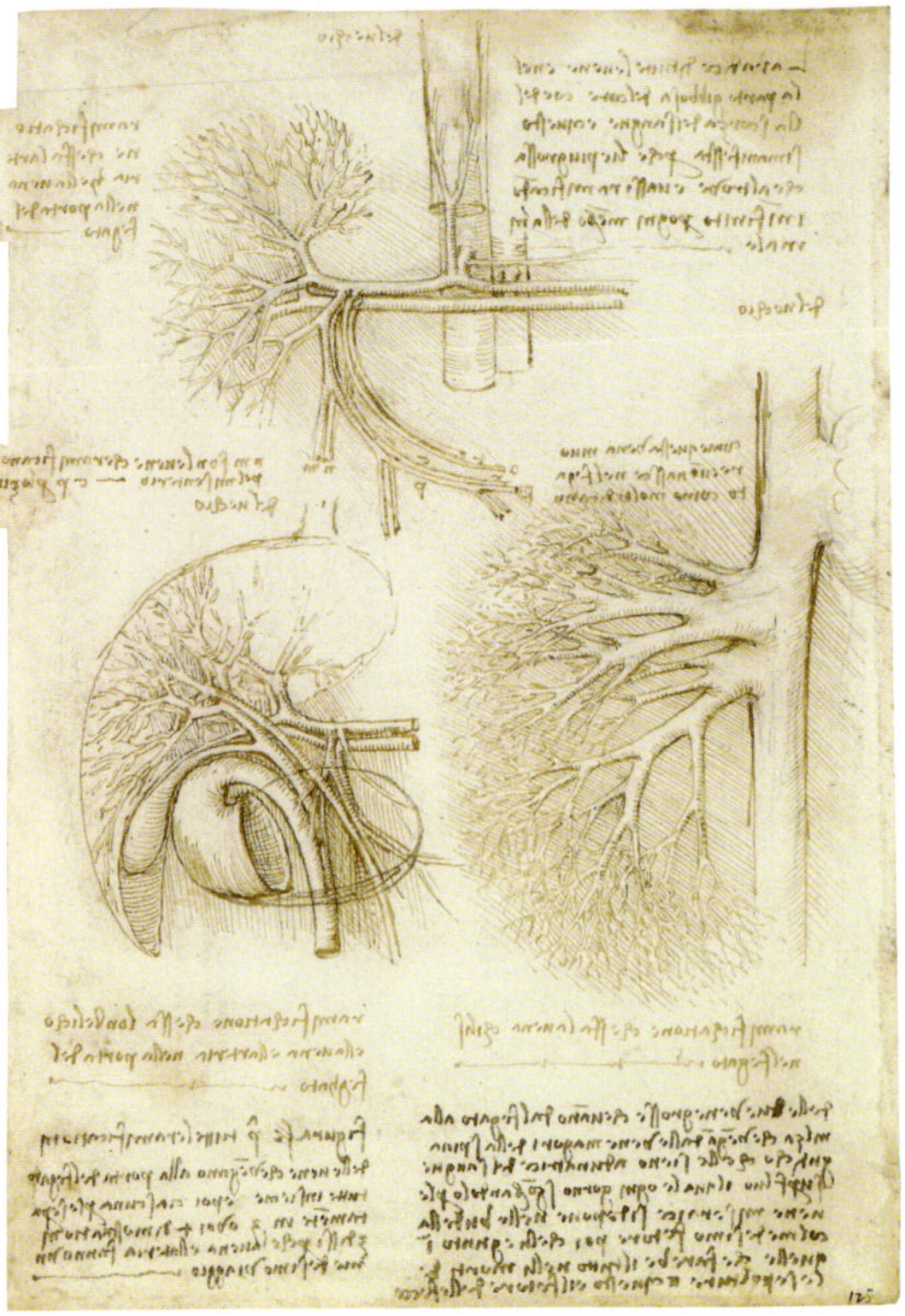

K&P60v RL19051v

3点の図のそれぞれに〈del uechio〉すなわち「老人の」と記す。百寿者の解剖セッションでは肝硬変のため肝臓内の血管分布が容易に観察できた。その分岐のありさまを描く。左下の図では胃の半分を透明とし、背後の十二指腸や血管系を可視化している点に注意。

動脈硬化と肝硬変の病理所見

さて百寿者の解剖でレオナルドはなにを見いだしたのか。遺体は痩せており、〈各部分の認定をはなはだしく妨げるような脂肪も体液もなかったので、作業はたやすかった。2歳の小児について行なった別の解剖では、すべてがこの老人の場合と逆であった／K&P69v[A]〉と彼は書く。

まず驚かされたのは、加齢にともなう血管の変化だ。〈私は……肝臓の門から発した静脈がどのようにして胃の後ろを横切って脾臓の中へ分岐するかを見た。また、青年においてはこの分岐は静脈〔血管〕が真直ぐで、血液が充満しているのに、老人では蛇行しつぶれていて、皺だらけで血液がないことを発見した／K&P61r[A]〉

この所見からレオナルドは老人の死因をこう推測する。〈健康に生活している老人は養分の欠乏によって死ぬ。そしてこのことは、腸間膜の血管の皮殻が肥厚するために、次第に通過が妨げられることによって生じる。それはだんだん毛細血管にまで及び、そこに最初の完全閉鎖が起る。その故に老人は若者よりも寒さを恐れる結果となる／K&P69v[A]〉。

レオナルドの手稿では「動脈」と「静脈」の表記がしばしば混乱する。ウィリアム・ハーヴェイが「血液循環」のアイディアを発表するのは1628年のこと。それ以前は、静脈と動脈は肝臓および心臓から流れ出て、血液は末梢で費消しつくされると考えられていて（植物では根から吸いあげられた水が、葉まで運ばれ蒸散する。そのアナロジーといえるだろう）、レオナルドもおおむね通説に従っていた。右の例でも「静脈」に血流障害がおこるとしているが、これを「動脈」と読みかえれば、そのままアテローム性動脈硬化の病態を記述したものと見なせる。

老人の肝臓もまた、いちじるしく変質していた。〈青年では色があって弾力性が一様であるのに、老人では蒼白で血の赤味が全くなく、肝臓の実質の中にある血管は空っぽで、その実質は稀薄で、少量の水に浸した糠《ぬか》のようにすぐに分解する——水で洗うとその中で分岐している静脈は、肝臓の実質が除かれてはっきりと全貌を現す／K&P61r[A]〉。そして〈肝臓の門を通って肝臓に入っていた胆管と臍静脈とが、脱穀したあとのほうきもろこしか粟のように、肝臓の実質をすっかり除去した状態で残る／K&P69v[A]〉。

老人は肝硬変をきたしていたのだが、そのおかげで彼はかんたんな水洗作業だけで、肝臓内の血管走行を観察かつ図示することができた［右頁］。レオナルドの解剖図では、臓器の内部構造まで描いている例はさほど多くない。膀胱（尿管の接続部の断面）、子宮（ただし妊娠ウシの例）、肺（多分に概念的なもの）、心臓くらいのもので、胃や腸の内壁については言及していないし、腎臓も外観スケッチだけで明瞭な断面図はない。そうしたなかで肝臓内の血管分岐を労せずして観察できたことは、まことに幸運だったというべきだろう。

肝円索と臍動脈

この解剖では、レオナルドは臍の裏側の構造を傷つけぬよう、開腹にさいしてとくに注意をはらっている。53ページの解剖図はその成果で、中央にみえるコインのような小円盤は老人のお臍。ここから上方にのびる肝円索は、臍帯から胎児の肝臓をへて大静脈につながる臍静脈のなごりで、レオナルドはこれをたいへん重視していた。この血管を通じて〈すべての4足動物の生命と肉体が形成される／K&P62r[A]〉からである。臍とは、レオナルドにいわせれば〈我々の肉体が臍静脈を介して形成されたときの門／同前[A]〉なのだ。

すべての哺乳動物の胎児は、臍静脈を通じて母親から供給された酸素と栄養素を体内にとりこみ、成長する。いっぽう胎児の体内をめぐった血液は2本の臍動脈をへて胎盤に送られ、ガス交換と栄養補給が行なわれる。53ページの図で臍から下方に走っているのが臍動脈で、レオナルドがこれを2組4本に描いているのは誤り。別の

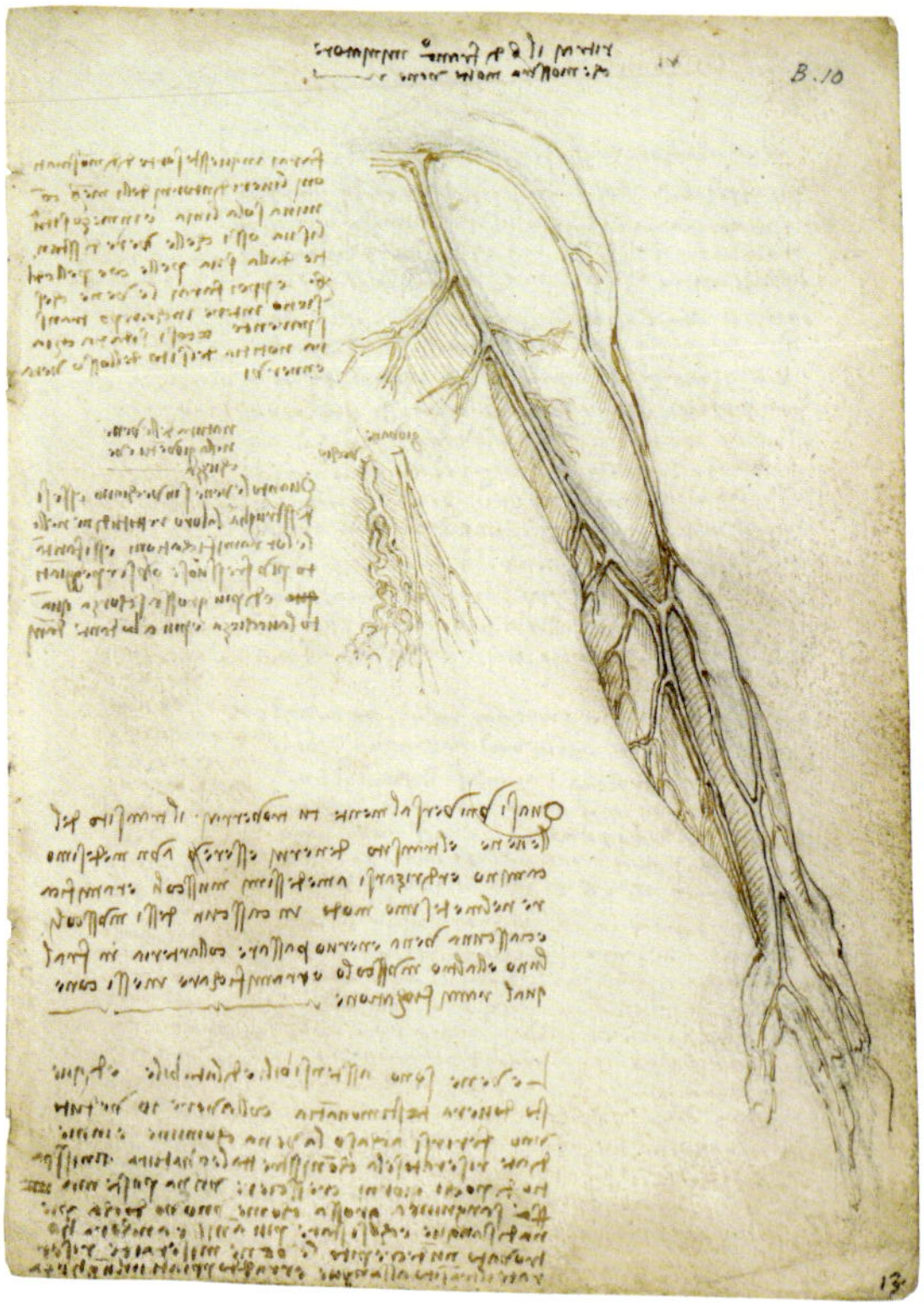

K&P69r RL19027r

中央上部の小さな図では〈若者〉と〈老人〉の血管が比較される。〈静脈は、年をとると、その枝が真直ぐでなくなり、年齢が増えれば増えるほど被膜が厚くなって、一層強く捩れ曲り蛇行するようになる〉。すばらしい！ でも〈静脈〉ではなくて動脈ですよ、レオナルドさん。

紙葉に〈臍静〔動〕脈は女性と同じく男性でも4本あるか注意せよ／同前[A]〉と付記されているのをみると、どうやら以前の女性遺体の解剖で「4本」としたものの、自身の所見に確信がもてなかったのだろう。老人の解剖で確認するつもりでいたところ、臍動脈が中途で切れるかどうかして断端を見失ってしまい、しかたなく従来どおり4本の臍動脈を描いたのではなかったか。同じシートに彼は〈これら4本の索は腰部の索、即ち動脈からきているものだと思う〉[A]と書き、さらに〈これらは腰部の大きな血管〔腸骨動静脈〕からきていることを私は発見した／同前[A]〉と付記している。レオナルドが、時間をかけてていねいに探究を進めていったプロセスが読み取れよう。

腕神経叢のネットワーク

この解剖セッションでは、腹部臓器につづいて腕神経《わんしんけい》叢《そう》の解剖に、レオナルドは熱中した。脳幹〔延髄〕から発した脊髄は脊椎骨の中を下降しながら枝分かれし、その末端は四肢や臓器にのびていく。腕にのびる神経は5カ所の起点をもち〔椎骨の位置でいうと第4〜7頸椎および第1胸椎〕、これら5本の神経が数カ所で再結合しつつ指先にむかってのびていく。神経叢とは、いったん分岐した神経が互いに接続しあい網の目状をなす部分のことで、その複雑な神経走行をレオナルドは見きわめ、直線的で明快な模式図に描いた［57頁参照］。まちがっている部分もあるけれど、まるで現代の都市鉄道や高速道路の路線図を見ているような印象があるのはさすがだ。さらに彼は腕の神経系を指先まで追跡、上腕の主要な筋肉との接続を確認し、同じ遺体の所見かどうかは不明ながら、腰神経叢や仙骨神経叢、下肢の神経も剖出《ぼうしゅつ》し、中枢から末梢にいたる全身の神経分岐図も描いている［58頁参照］。なぜそれほどまで神経系にこだわったのか。

レオナルドは早くから、身体各部の感覚が脳につたえられ、これに応答した脳からの指令をうけて各部の筋肉が作動するメカニズムに、つよく魅せられていた。神経系と筋肉の解剖をへて彼はこう結論する。

〈脊髄の実質はいくらかの距離を神経の起りに入り込み、そこから中空の神経が分枝終末までゆき、その孔を通してそれぞれの筋肉に感覚を運ぶ。それらの筋肉は、解きほぐすと糸のようになる、そんな多数のごく小さな筋肉から成っており、そのごく小さな筋肉の各々は殆ど見分けられないような薄い膜で包まれ、上述の神経の末端分枝はそれに転換する。それらは神経の孔を通って伝わる感覚の各々の命令に従って、短くなり、それによって筋肉は縮んで太くなる／K&P63r[A]〉。

つまり神経が、感覚と指令を伝える通路なのだ。私たちの身体の筋肉は、どれほど遠位にある微細な筋繊維であろうとすべて、神経を介して脳と直結している。〈神経の分岐の数は、筋肉の数と同じであって、より多くもより少なくもありえない。なぜならば、それらの筋肉は神経から感覚を受けとることによってのみ収縮したり伸張したりするからである／K&P64r[A]〉。神経の「つながり」が全身にはりめぐらされていることが、動物が外部刺激に即応して身体を動かせる理由である。レオナルドは全身の神経系統図を描くことで、それを知らしめたかったのにちがいない。では、この神経の伝達路が切断されると何がおこるだろうか。腕神経叢の5本の神経について、1480年代のレオナルドは〈どれを刺されても、腕は麻痺する／K&P1v[A]〉と書いていたのに対し、1508年には〈5本の分枝のうちのどれか一本が刀で切られないで助かれば、腕の感覚は充分に保たれる／K&P57v[A]〉と正しい見解に到達している。5本の神経がたがいに接続しあって神経叢をかたちづくることのメリットを理解したのにちがいない。

付記――ペドレッティは、1508年9月12日にミラノで書きはじめられた「パリ手稿F」の冒頭（1r）に老人の動脈硬化についての文章があることから、「解剖手稿B」の「老人」の記載もこれ以降にミラノで書かれたとみなし、解剖そのものは1507～08年の冬季、レオナルドがフィレンツェ滞在中に行なわれたと指摘。現在ではこれがひろく受け入れられている。

レオナルド日記3

文献が明かす天才の実像　1500–06年

1500年／48歳	マントヴァ候妃イザベラ・デステ像（素描）を描く。ヴェネツィア滞在。
1501年／49歳	《聖アンナと聖母子》の下絵公開（現存せず）。
1503年／51歳	フィレンツェへ移住。《モナ・リザ》に着手。
1505年／53歳	《アンギアーリの戦い》の下絵完成（現存せず）。
1506年／54歳	ミラノへ移住。

ミケランジェロと壁画バトル

1504年1月25日（木）　フィレンツェ

サンタ・マリア・デル・フィオーレの会議室で開かれたミケランジェロ《ダヴィデ》像の設置委員会に出席。完成したばかりの大理石像をどこに設置するかが討議され、レオナルドは建築家サンガッロに同調して〈ロッジア（・デイ・ランツィ）の中、欄干の所に置かれるべき〉[C]だと述べたが、最終的には彫刻家の希望にそって、パラッツォ・ヴェッキオの正面玄関前に設置された。そのヴェッキオ宮の500人広間の巨大な壁面にレオナルドは《アンギアーリの戦い》図を描くことが決まっており、これにくわえてフィレンツェ政庁は1504年8月、対面の壁に《カッシーナの戦い》図を描くようミケランジェロに委嘱、空前の壁画バトルがくりひろげられることとなった。ミケランジェロは1505年2月には画稿を完成させ、いっぽうレオナルドは画想をねりあげ、新しい壁画技法を工夫して、同年6月6日に現場での彩色にとりかかる。〈13時の時報と共に、私はパラッツォにて彩色を始めた。絵筆をおこうとしたまさにその時刻に、天気は荒模様となり、裁判の鐘が人々に審理の席に着くようにと鳴った。下絵は傷み、雨水は流れ込む。つまり、水を湛えた聖水盤が壊れたわけだ。やがて天気は荒模様となり、大変な雨量が夕方まで降りそそいだ。天気は夜の如くなった〉[C]。けっきょく両雄の壁画はともに未完におわったのだった。

数学に夢中

1504年11月30日（土）　フィレンツェ

〈聖アンドレアの夜、私は遂に円の面積の求め方を理解した。ローソクの明りも夜も、記入していた紙も尽きるころ、時間ぎりぎりに、私は結論を得た〉[C]。1496年にミラノの宮廷にやってきた数学者ルカ・パチョーリの知己をえて以降、レオナルドは数学に強く魅せられ、立方体の倍積問題や円の求積に熱心に取り組むようになる。フィレンツェに移転した直後の1501年にも〈数学の実験に熱中して、絵から気持が離れ、絵筆を手にする気になれない〉[D]状態で、レオナルドに揮毫を求めるイザベラ・デステを大いに失望させたのだった。上に掲げた真夜中の手記には、長年の探究がついに報われた歓喜がこめられているけれども、じつは彼が試みていた幾何学的な手法では超越数πの値は求めることができない。レオナルドは厳密な数理を構築するよりも、瞬間的なヒラメキを得意とするタイプで、手稿にも微笑ましい早合点やつまらぬ計算マチガイがけっこう少なくない。

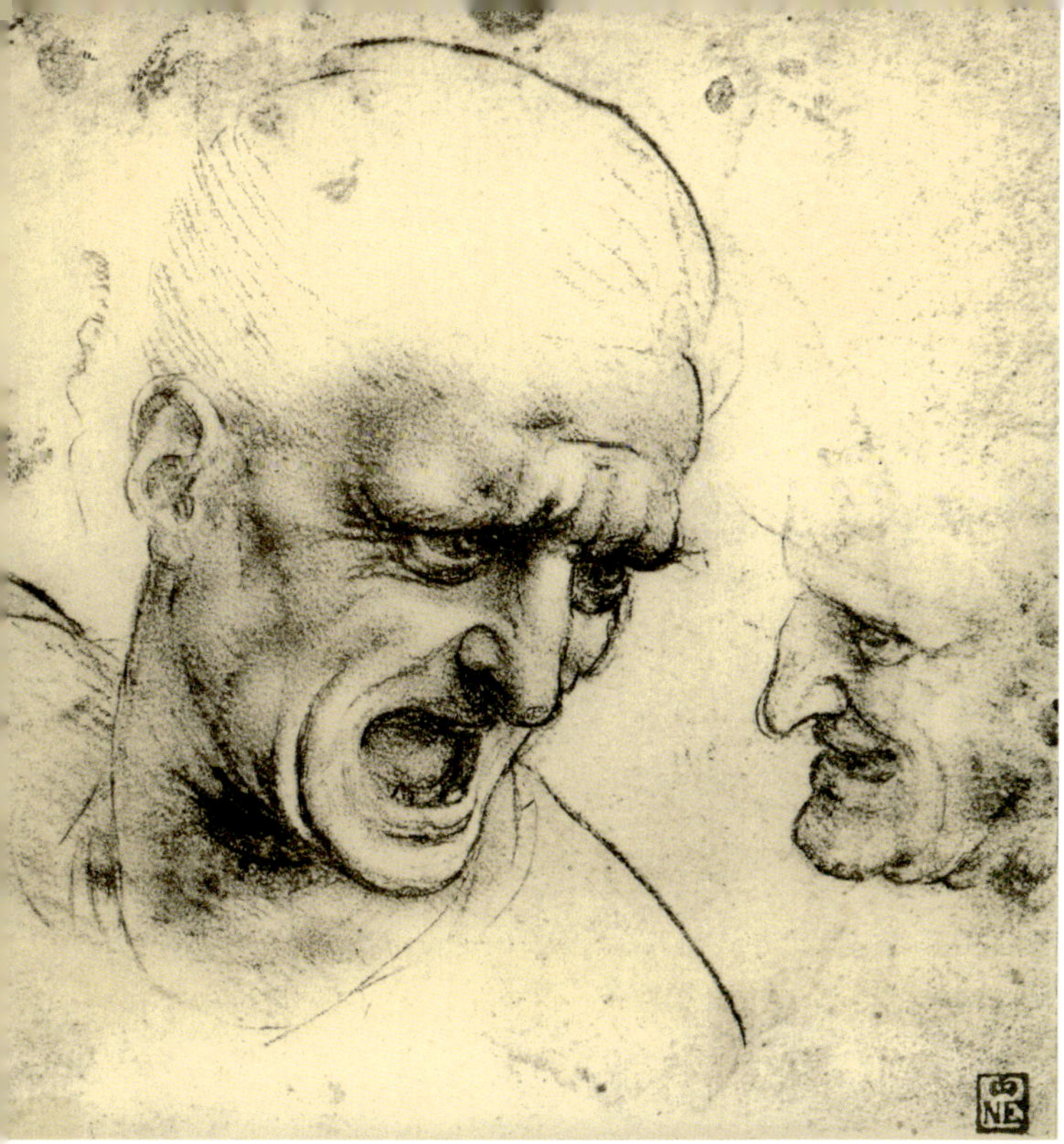

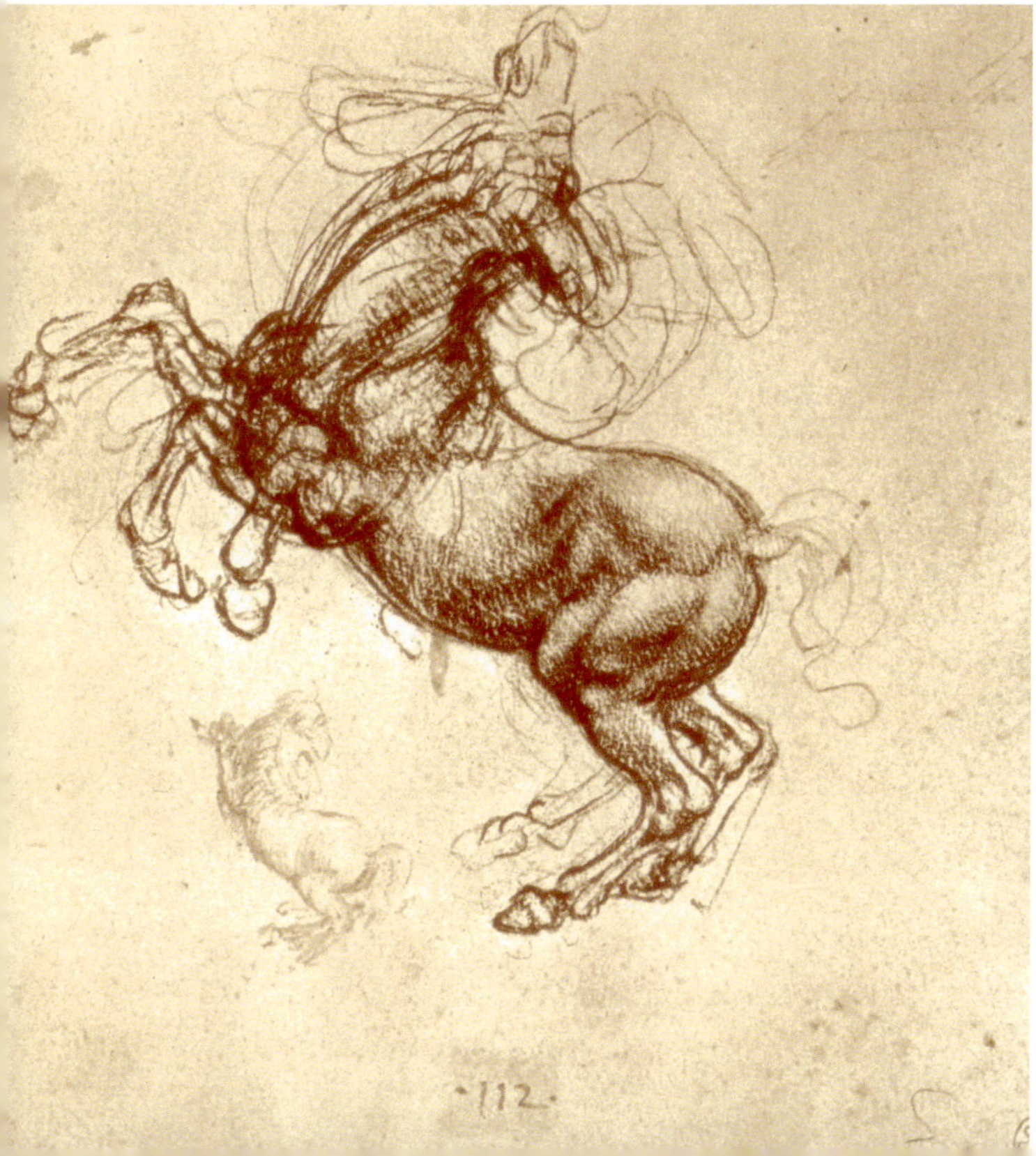

人物や馬の動きや表情が、戦闘の激しさを物語る。近年になって、フィレンツェ、ヴェッキオ宮殿「500人広間」のヴァザーリの壁画の下に、このオリジナルが残っている可能性が指摘された。

上／《2人の兵士の頭部》 1503～04年 銀筆、赤、黒チョーク 19・2×18・8cm ブダペスト、国立美術館

下／《立ち上がった馬》 1503～04年頃 赤チョーク、ペン、インク 15・3×14・2cm ウィンザー、ウィンザー城王室コレクション（ともに《アンギアーリの戦い》のための習作）

Leonardo da Vinci: an Anatomist

IV

人体を美しく図解する

「解剖手稿A」

1510–11年頃

回り舞台の解剖学劇場1

K&P140v RL19008v

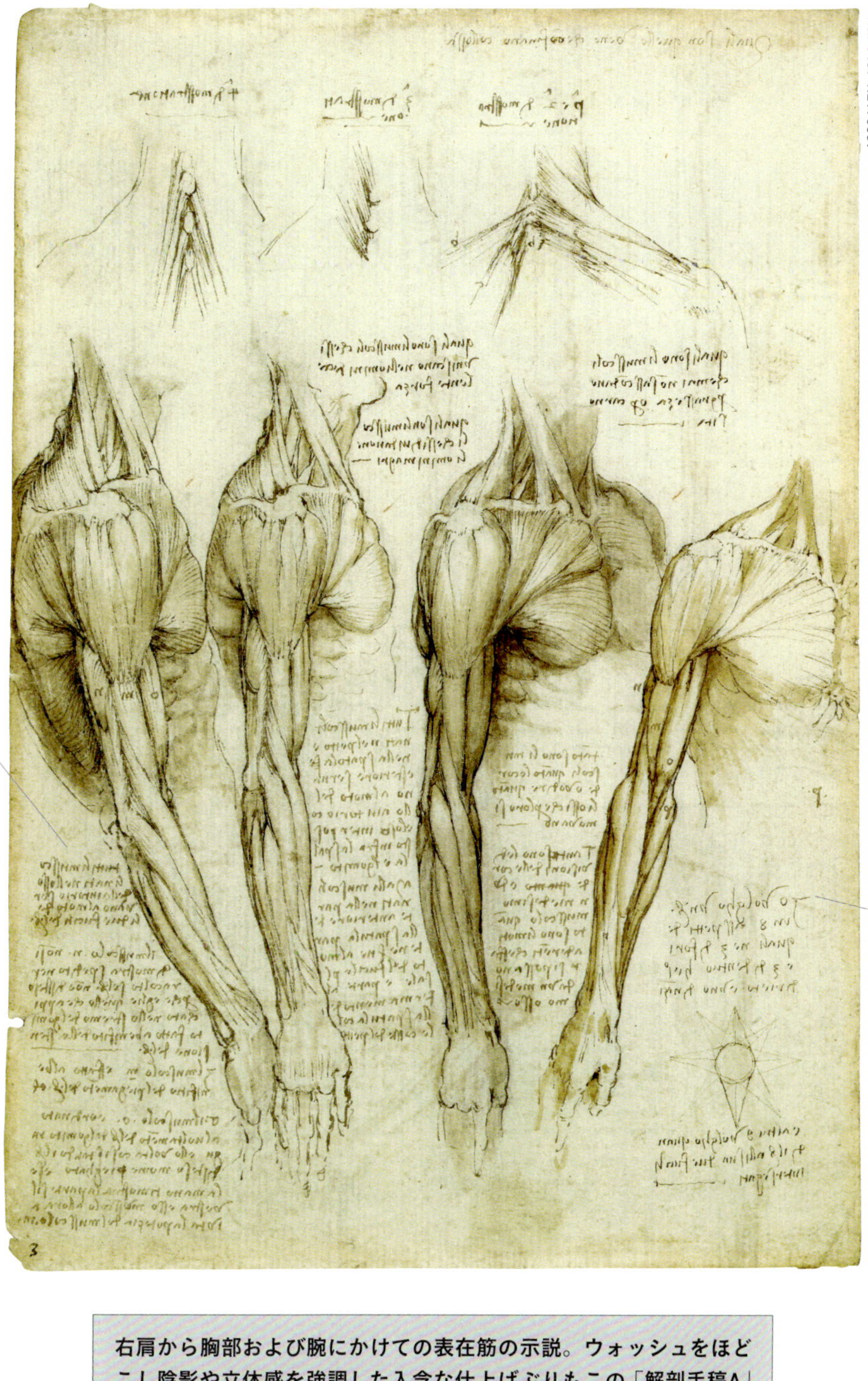

〈上腕骨に起る筋肉は〉すべて橈骨と尺骨の運動に役立つ

〈私は腕を8つの向きに向ける〉

右肩から胸部および腕にかけての表在筋の示説。ウォッシュをほどこし陰影や立体感を強調した入念な仕上げぶりもこの「解剖手稿A」の見どころのひとつ。右下の8角星形は、対象を45度ずつ回転させ8方向から観察すれば死角なしに描画できることを示すが、次ページにつづく8連画では右肩部をさらに細かく約22.5度ずつ回転させて描いている。書きいれのメモでは、腱の数すなわち腱で動く骨の数と、筋肉の数が等しいことなど、運動器について考察をめぐらす。

回り舞台の解剖学劇場2

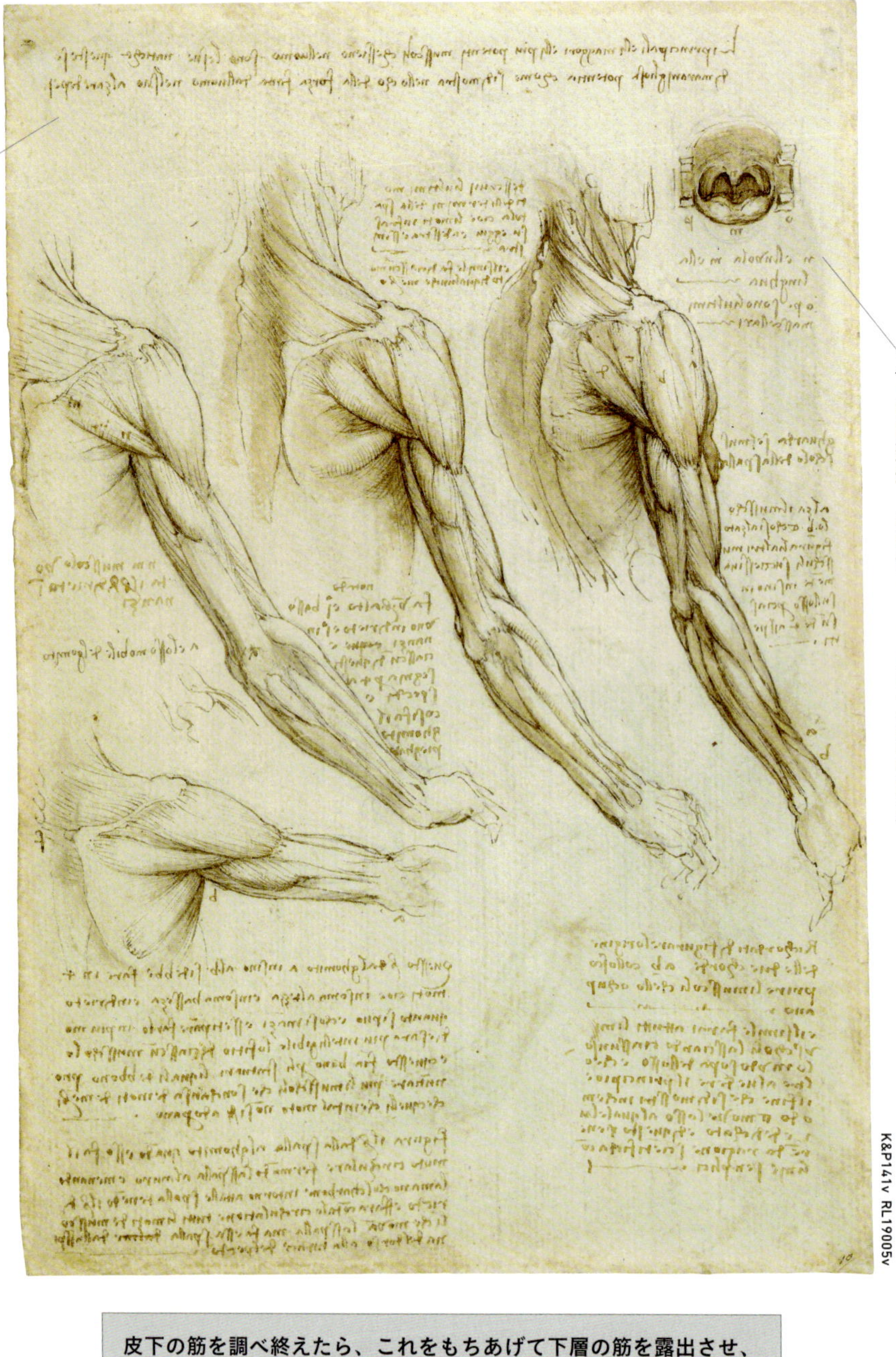

〈nは口蓋垂、mは舌——opは一番奥の臼歯〉

〈人の、主要にして最大最強の筋肉は殿部〔殿筋〕である〉

K&P141v RL19005v

皮下の筋を調べ終えたら、これをもちあげて下層の筋を露出させ、深部筋の起始と停止を確認せよ、そうすれば〈それが奉仕している骨をどのように動かすかが明示される〉とレオナルドは書く。また上腕については4つの運動、すなわち最高・最低・最後方・最前方への運動を描くことで、各筋肉の役割に対して一層理解が深まるとも。〈このことは、彫刻家にはきっと役に立つであろう〉、なぜなら彼らは〈肢の運動原因となる筋肉を強調しなければならない〉から。

手のひらの回転について

掌を天に向けて腕を伸ばすとき、橈骨は上腕骨の〈七分の五の長さである〉

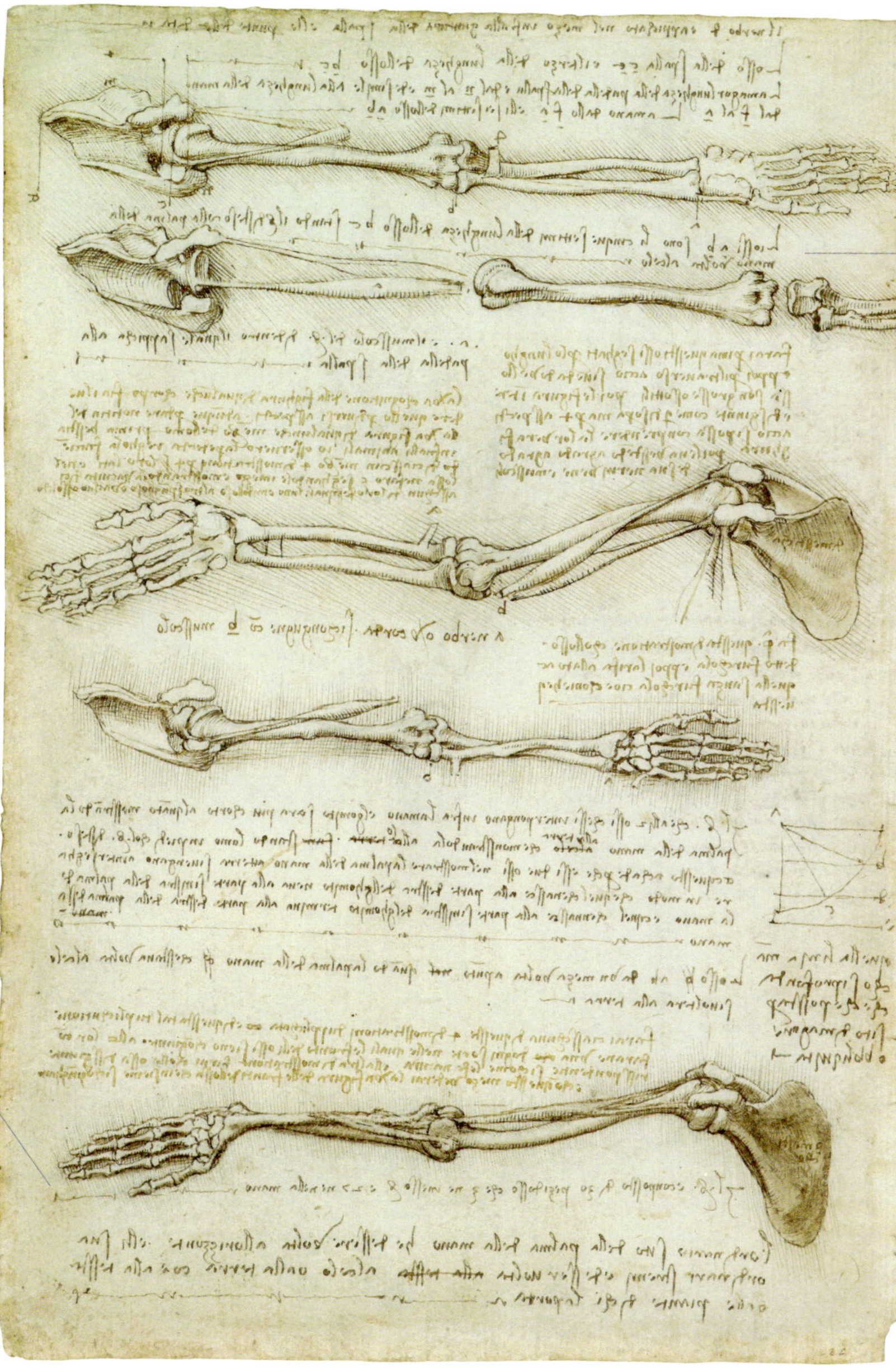

〈腕は30個の骨によって構成されており、腕に3個、手に27個がある〉

K&P135v RL19000v

この紙葉のハイライトは、掌を上向きにする「回外」と下向きにする「回内」のさいの尺骨・橈骨の位置関係の考察。医学史をさきどりする輝かしい成果だ。淡いインクの文字は後年の加筆で、中段左のパラグラフでは、それぞれの肢について〈4つの側面から4枚の図〉を描き、骨の断面をくわえて5枚の図をつくろう、と記されている。〈それぞれの骨の内部の空洞が髄質であったり、海綿状であったり、空であったり、固体であったりするのを示すためにである〉。

銅版画で復刻したい脊椎図

まず骨だけを、ついで神経をつけて背骨を描け

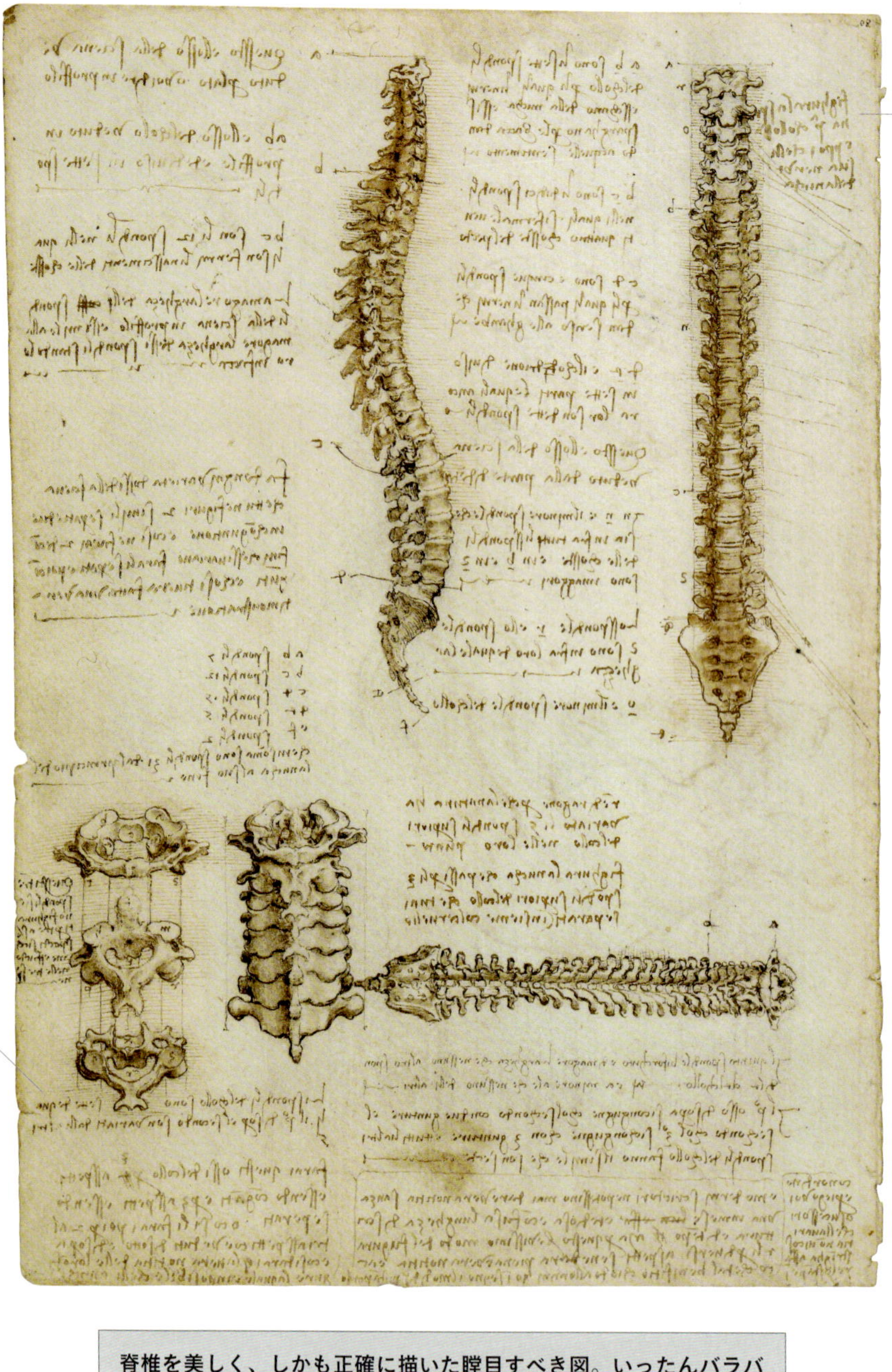

K&P139v RL19007v

頸椎骨は7個、うち最上部の2個は〈他の5個と異なっている〉

脊椎を美しく、しかも正確に描いた瞠目すべき図。いったんバラバラにした椎骨を、個々の形状の違いに注意しつつ組み立て、湾曲については生きた人間の背骨のカーヴを参照して描きあげたものか。側面図には上からabcdefの記号が付され、ab＝7、bc＝12、cd＝5、de＝5、ef＝2と、頸椎・胸椎・腰椎・仙椎・尾椎の数を記す。末端の尾骨が3〜5個の尾椎の癒合とされる以外は正解。図を複製する方法についてのメモ［79頁参照］があることでも貴重。

足指伸筋の長く遥かな旅

筋肉の位置とその起始と停止については〈まず麻糸ほどの細さで〉示説をせよ

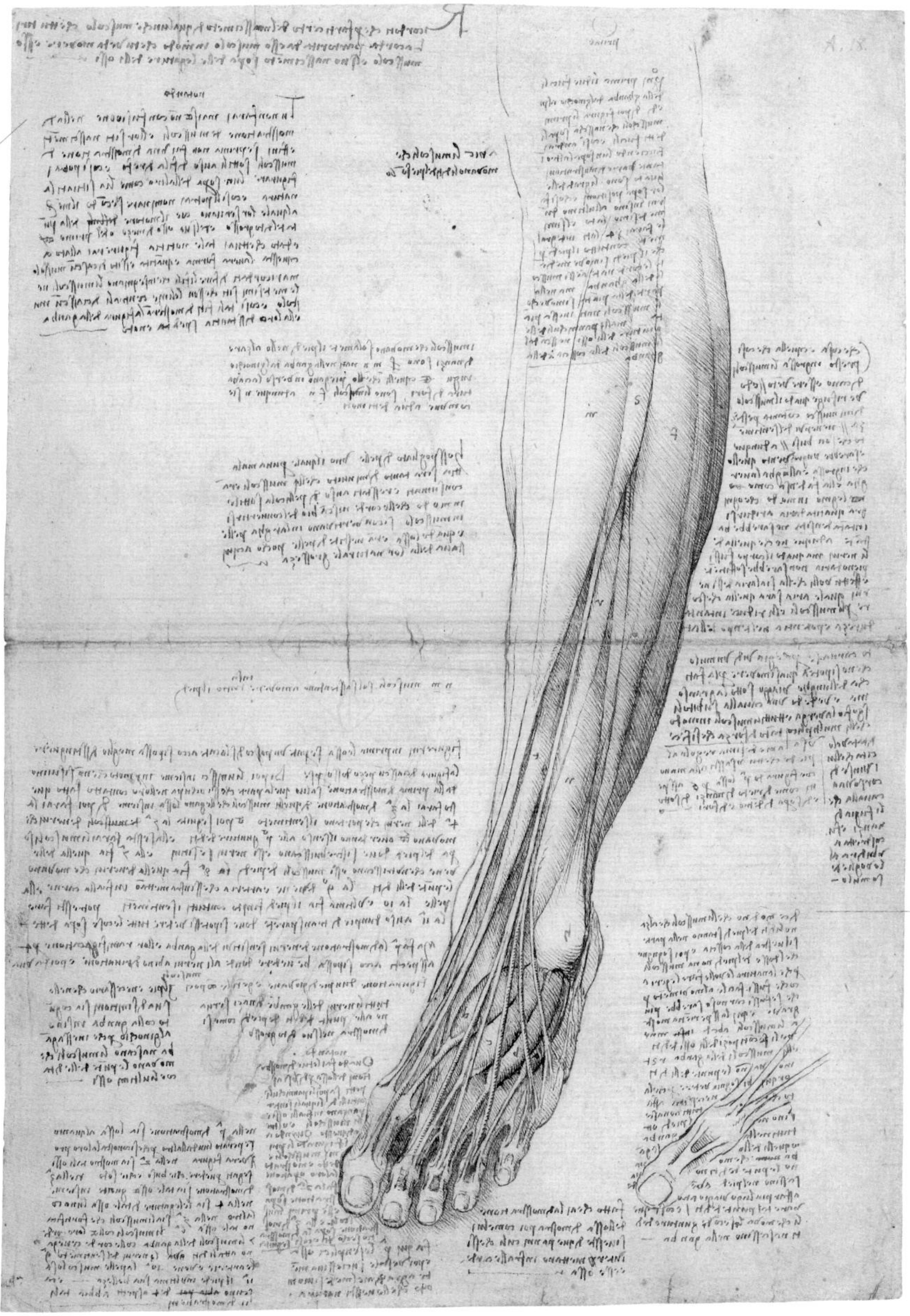

38.9×28.2cm / K&P151r RL19017r

〈モンディーノは、足の指を伸す筋肉は腿の外側部にあると述べ……〉

見開きの紙葉に描かれたみごとな図の、足の甲にみえるササミ状の筋肉abcdにご注目。これらは中節骨を伸ばす役割をはたしているが、いっぽう指先の末節骨を伸展するのは長〜い腱をたどって脛の筋rstなのだ。なぜに自然は〈指先を動かす脛の筋肉を足に起始させないで、遥かに長い旅を経てこの指先に到達するようにしたのか〉。足の輪郭にそって美しく配置される文章群をみれば、レオナルドが手稿の文字レイアウトにも細心の注意を払っていたことがわかる。

百寿者の素顔!?

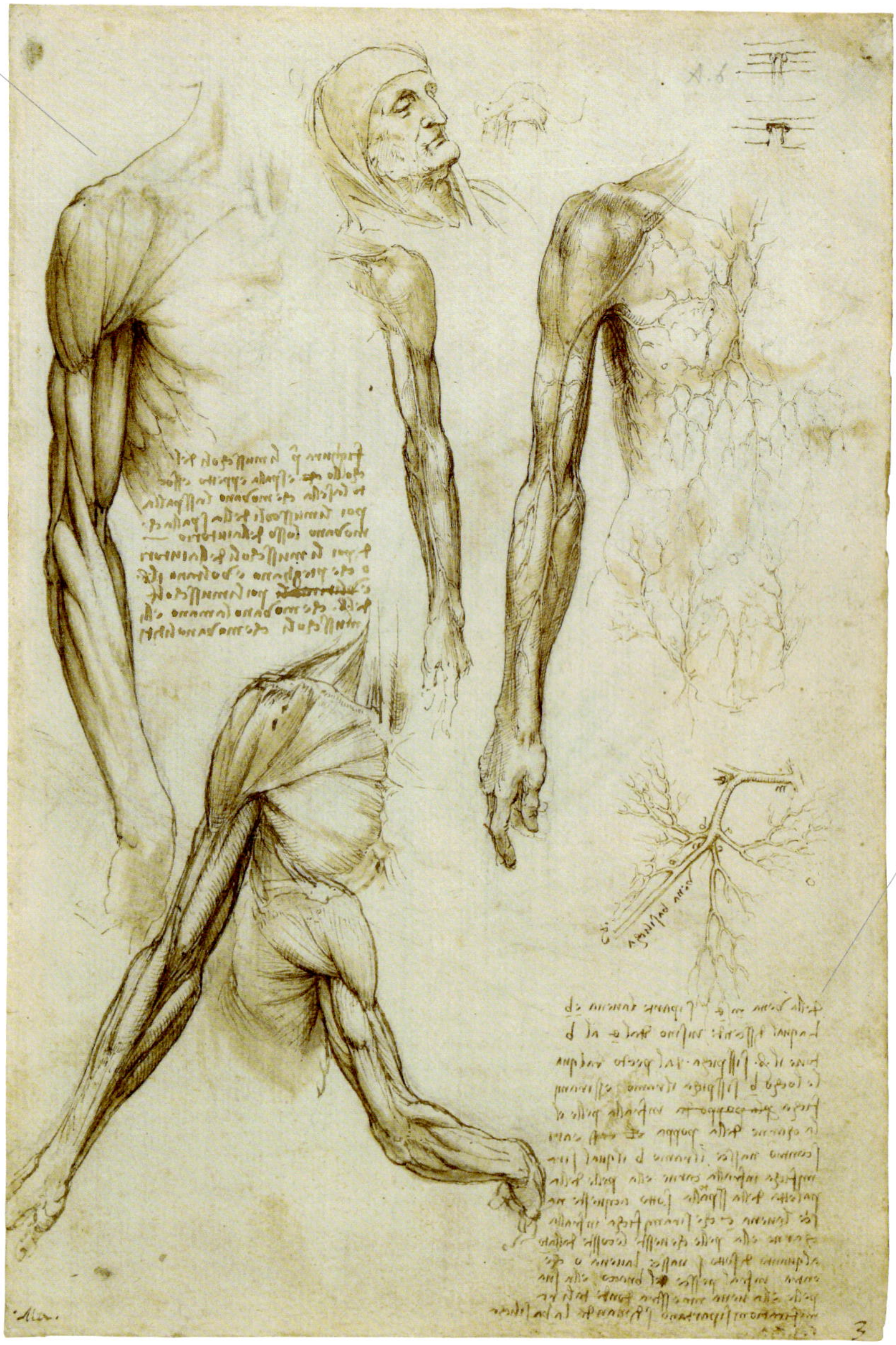

K&P141r RL19005r

〈まず、肩を動かす頸、肩、胸、腋窩の筋肉を、次いで上腕骨を動かす肩の筋肉を図示せよ〉

〈これらの枝の発する本幹の静脈は貴要静脈と呼ばれる〉

右側のトルソにみえる網状のパターンは皮静脈の走行をしめし、上肢の静脈網についても入念な調査と描画がなされている。その下は鎖骨下静脈から上腕内側の尺側皮静脈——レオナルドのいう〈貴要静脈〉——が分岐する部分の詳細。中央上部の老人は、サンタ・マリア・ヌオーヴァ病院でレオナルドが出会った百寿者その人と考えられているが、山田致知教授は顎下の皺が「広頸筋の一部筋束の収縮による」ものとみなし、死亡前のスケッチだろうと示唆している。

手掌部のコードダイヤグラム

〈指abとbcを拡げる運動〔外転〕の原因について忘れずに図示すること〉

〈この10枚の手の図は、本当は上向きの方がよかったのだが……〉

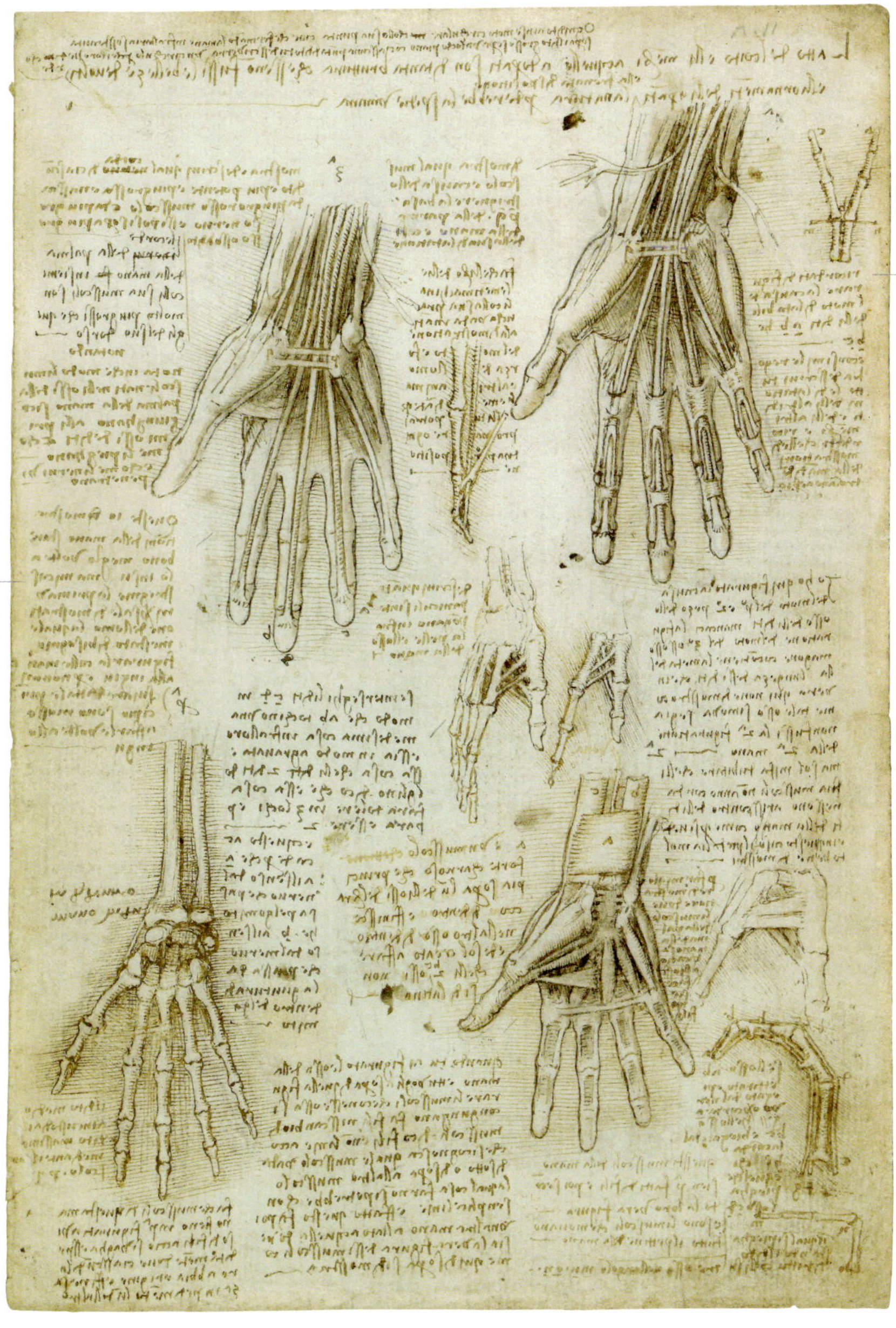

K&P143r RL19009r

上2点の手掌図のうち、左は指先の末節骨を曲げる腱を示し、右はこの腱が中節骨を曲げる腱を貫いていることを示す。両図にはさまれた側面図、および右下図を見れば、自然はなんと巧みな設計者であることか、と驚いていただけるだろう。手指はマリオネット仕掛けで曲げられるのだが、操り紐はけっして外部に見えないようつくられているのだ。この紙葉でレオナルドは、掌の骨と筋肉の関係をわかりやすくみせるには、筋肉を紐状に描けと繰り返し述べている。

手指に「自然の熟慮」を見る

〈肩の筋肉abcd〔三角筋〕の最下部が、どこに付着しているかに注目せよ〉

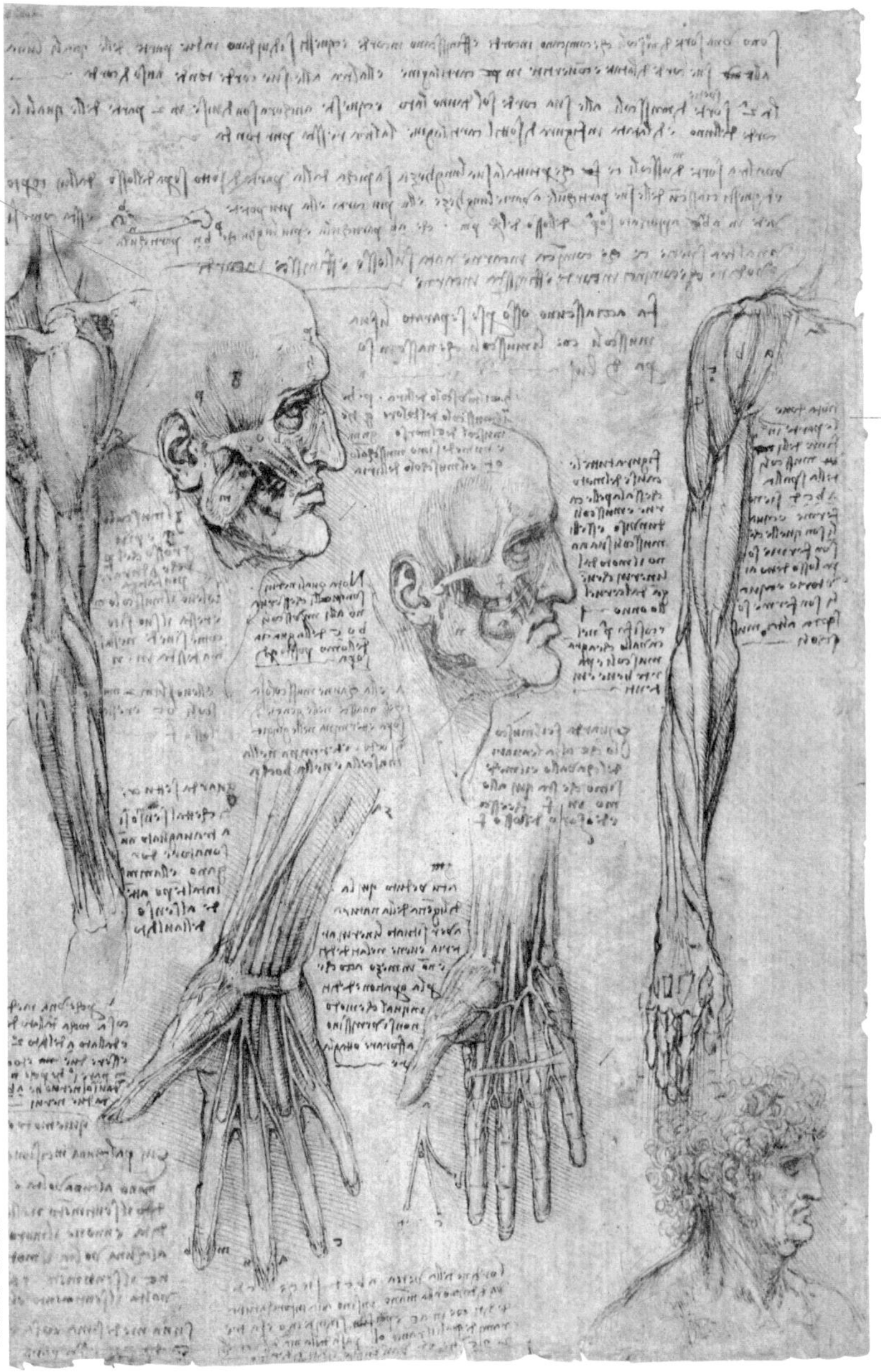

眉部hは〈怒りの筋肉〉、鼻根部pは〈苦痛の筋肉〉、側頭部gは〈咬む筋肉〉

K&P142v RL19012v

上部のテキストは筋肉の分類についての考察。レオナルドは、ひとつの骨に起点をもつ筋肉がかならず他の骨に終点をもつことを理解していた。中央では剖出のむずかしい顔面筋が的確に示説されるが、これら表情筋には筋肉で始まり筋肉で終わるものもある。2枚の手掌図のあいだのメモでは、神経と動脈および静脈が指の中央でなく両側に位置しているのは損傷をうけにくくするためだと指摘、〈ここで君は、自然の熟慮をよく見てとったのではあるまいか〉と記す。

「解剖手稿」に綴られたレオナルドの文章を読み進めていくと、自分が情けないくらい人体に対する好奇心を欠いていることに気づかされる。ここではまず以下３つの実験を試み、身体の動きと機能をご確認いただいたうえで、「解剖手稿Ａ」の内容を見ていくことにしたい。

実験①。〈肩を壁に固定して、手に木炭を持ち、腕を真直ぐ伸して、肩をぐるりと廻し／Ｋ＆Ｐ１４１ｖ[A]〉、肩関節がどれくらい自由に動くか確かめよ。

実験②。軽くこぶしを握り、人差指を曲げ伸ばしして、どの部位の筋肉が指を伸展させているか確認せよ。

実験③。テーブルに右肘をつき、掌を下に向け、前腕ぜんたいを天板につける。その状態から、掌をくるりと上向きにしてみよう。このとき肘関節はほとんど動かない。なのになぜ、掌は１８０度反転できるのだろう。前腕のどの部分で、いったい何が回転しているのか。

①については、試みられたほとんどの方が、えーっ肩関節ってこんなに回るんだ、と驚かれたのではなかろうか。右肩を壁につけ腕を真上にあげた状態から反時計まわりに２７０度ほどは楽に回転でき、のこりは上半身を前傾させることでほぼ完全な大円が描ける。レオナルドはこのような自由度の大きい関節を「万能車軸」とよび、腰にも同様の自在かつ強力な関節があると指摘した。

②はどうか。人差指を曲げ伸ばしすると手の甲の皮下でなにやら紐状のものがウニョウニョ動くのがみえる。これは人差指の伸展をつかさどる腱で、この腱を引っ張る筋肉は手首をこえて前腕部にあり、それがピクピク動いているようすは腕まくりをしないと確かめられない。〈手やその指のいかなる運動においても、肘より上の筋肉によってなされるものはない／Ｋ＆Ｐ１４５ｖ[A]〉とレオナルドが書くとおり、指の伸展は手首と肘とのあいだにある筋肉によってなされるのだ。足指でも事情は同じで、71ページの図にも〈足の定義をする際には、それを膝までの脛と連結しておく必要がある。なぜなら、指先、つまり末端の骨〔末節骨〕を動かす筋肉は、この脛に起るからである／Ｋ＆Ｐ１５１ｒ[A]〉と記入がある。彼がわざわざ見開きページを縦につかって膝までつづく大きな足の図を描いた理由がおわかりいただけたろうか。

③の動作は医学的には「回内・回外」とよばれていて、その機構の解明は１７１３年、英国の解剖学者Ｗ・チェゼルデンの業績とされている。が、それより2世紀も前にレオナルドが気づいていたことは、69ページの図をみればあきらかだ。直立して腕を水平に伸ばした状態では、掌を上に向けたときより下に向けたときのほうが、腕の長さは短くなる。なぜなら〈手の掌を地面に向けたとき、腕の二本の骨は交叉するように／Ｋ＆Ｐ１３５ｖ[A]〉なるか

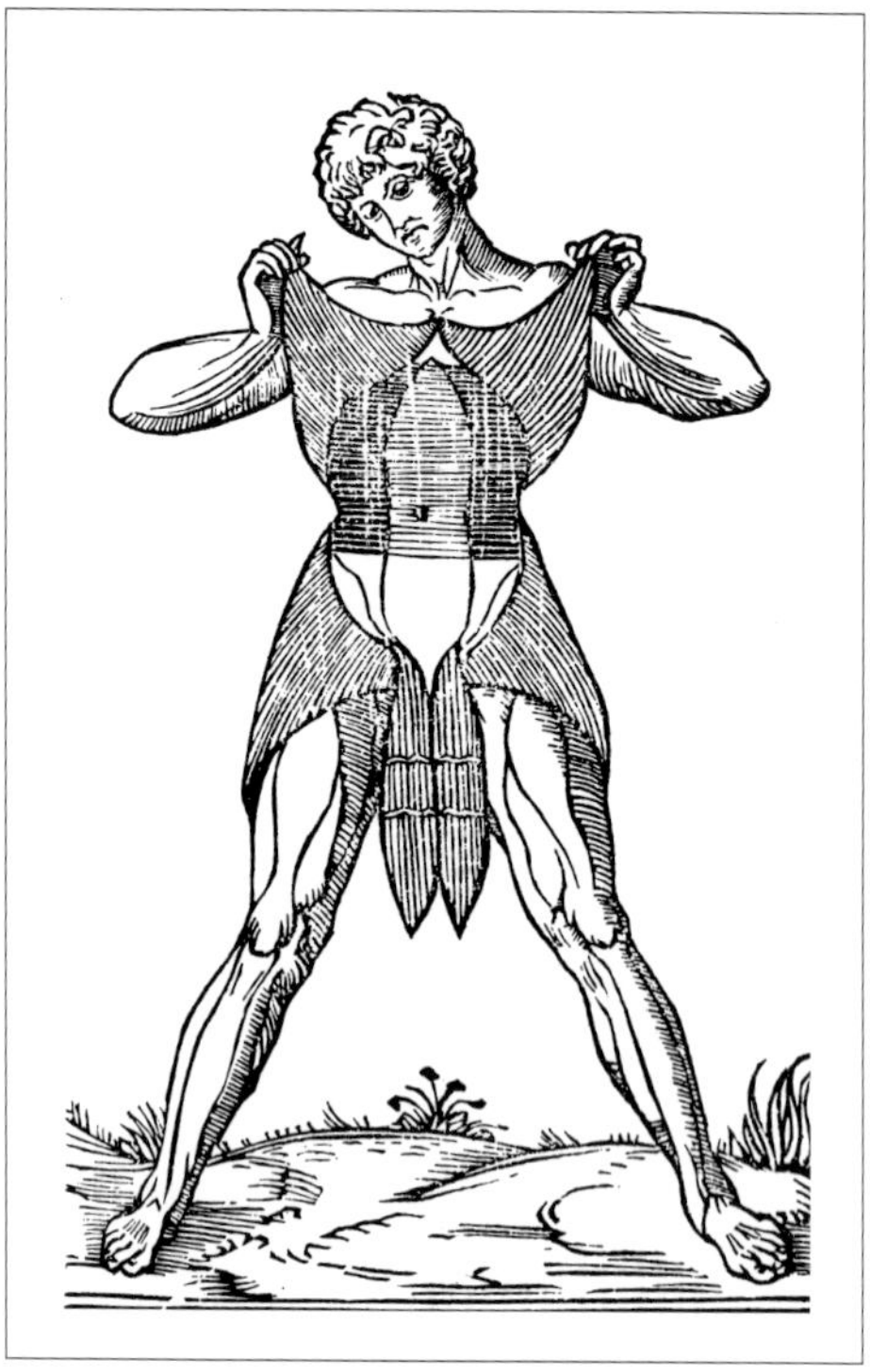

イタリア人ベレンガリオ（1460頃〜1530頃）は、ヴェサリウス以前ではもっとも著名な解剖学者。彼の著作に登場する華麗なポーズで筋肉や内臓を見せる人物は、いずれミケランジェロの《最後の審判》に継承される。ベレンガリオ・ダ・カルピ《腹筋》1523年

らだとレオナルドは書く。つまり前腕にある橈骨と尺骨が、「回外」では平行し「回内」では交叉する。彼が指摘したとおり、二骨が交叉するぶん「回内」では腕長が短くなるが、その差は無視できるほど小さく、この紙葉の右側にそえられた四分円グラフはちょっと誇張しすぎ。〈この線は、傾斜がより大きくなる位置を占めるほど、深さ〔長さ〕を減じる／同前A〉との添え書きからすると、掌を上にむけ腕を水平に伸ばした状態から、手首を回転しつつ腕をおろし、掌を体側につけるまでの腕長の変化を図示したものとみられる。発見のよろこびがあまりに大きくて、つい大げさな表現になってしまったのではあるまいか。

「解剖手稿A」の「A」は、19世紀末から20世紀はじめにかけて手稿の複製版が作成されたさい、最初にえらばれた紙葉群であることをしめしている。つまり出来ばえも内容も、いのいちばんに刊行されるにふさわしい、特上の解剖図なのである。全18紙葉、うち一葉に1510年の年記すなわち〈千と510年の、この冬には、この解剖を全部仕上げられると信ずる／K&P150r A〉との書きこみがあり、また描画スタイルやメディウムが統一されていることから、10〜11年の冬に一気に描きあげられたと考えられる。留意したいのは、①対象がほぼ骨格および筋肉にかぎられていること、②ほとんどの図がき

わめて入念に仕上げられていること、③見せるための工夫が随所にこらされていること、の3点だ。

サンタ・マリア・ヌオーヴァ病院での一連の解剖では主として腹腔の諸臓器や血管系が探究されたが、このA手稿では骨格と筋系に焦点をしぼり、それらを正確に描画するだけでなく、関節の動きや、個々の筋や腱がどんな機能をはたしているかが詳細に考察される。脊椎や四肢などの骨格図についてはおそらく既存の標本を利用し、いっぽう筋肉については〈骨に達するまで順を追って人体を剝がさねばならない／K&P149r[A]〉と書くとおり、表在筋を剝がして深部の筋をさぐり、最終的には筋や腱が骨のどの部位に付着しているかを確かめた。〈あらゆる筋肉の起始を確認するために、君はその筋肉から生じた腱を引っ張ってみて、それがその筋肉と、骨の靱帯に付着するその起始部を動かすかどうかを検証するのを忘れるな／K&P151r[A]〉という打ち込みようだ。

そんなこまやかな機能解析まで試みつつ、どうやってレオナルドはあの精緻な解剖図を描いていったのだろう。執刀と同時進行で描いたとすれば、紙葉には体液が飛んだり染みがついたりするはずだが、その徴候はまったくない。おそらくは解剖中に粗画のメモを何枚もつくっておいて、のちに記憶で補いながら手稿ヴァージョンにまとめあげたのではなかろうか。ほとんどの図が黒チョークで下描きをした上に繊細なペン描きで仕あげられていることも、まず現場制作ではなかろうと思わせる理由だ。さらに「解剖手稿A」では多くの図に淡彩《ウォッシュ》をほどこし、立体感やハイライトを強調し、リアリティをもたせていて、その効果は図版で見てさえ息をのむほど。

この手稿で注目される第3の点は、レオナルドが斬新なイラスト技法をいくつも試みていること。ルネサンス期までの解剖学書はテキスト主体で、挿図はあってもきわめて貧弱なものだった。医学生は文字情報で人体の構造をまなび、その仕上げとして人体解剖を見学する。刑死者の遺体を解剖助手が切開し、それとシンクロして壇上では解剖学書が読みあげられ、該当する臓器が解剖台をとりまく学生たちに指し示される。これを「デモンストレーション」もしくは「示説」と称するのだけれど、レオナルドは線遠近法によるリアリスティックな絵画で解剖示説を行なおうと考えた、おそらく最初の人物だった。彼はいう――人の姿態について説明するときはことばに頼ってはいけない。なぜなら〈君の記述が綿密になればなるほど、読者の頭はかえって混乱してくるし、記述中の物体に関する知識から読者を遠ざけてしまうであろう／K&P144v[A]〉から。あるいは〈眼にかかわる事柄を耳から入れようなどと思いわずらってはならない／K&P162r[A]〉から。しかしレオナルドは同時に絵画

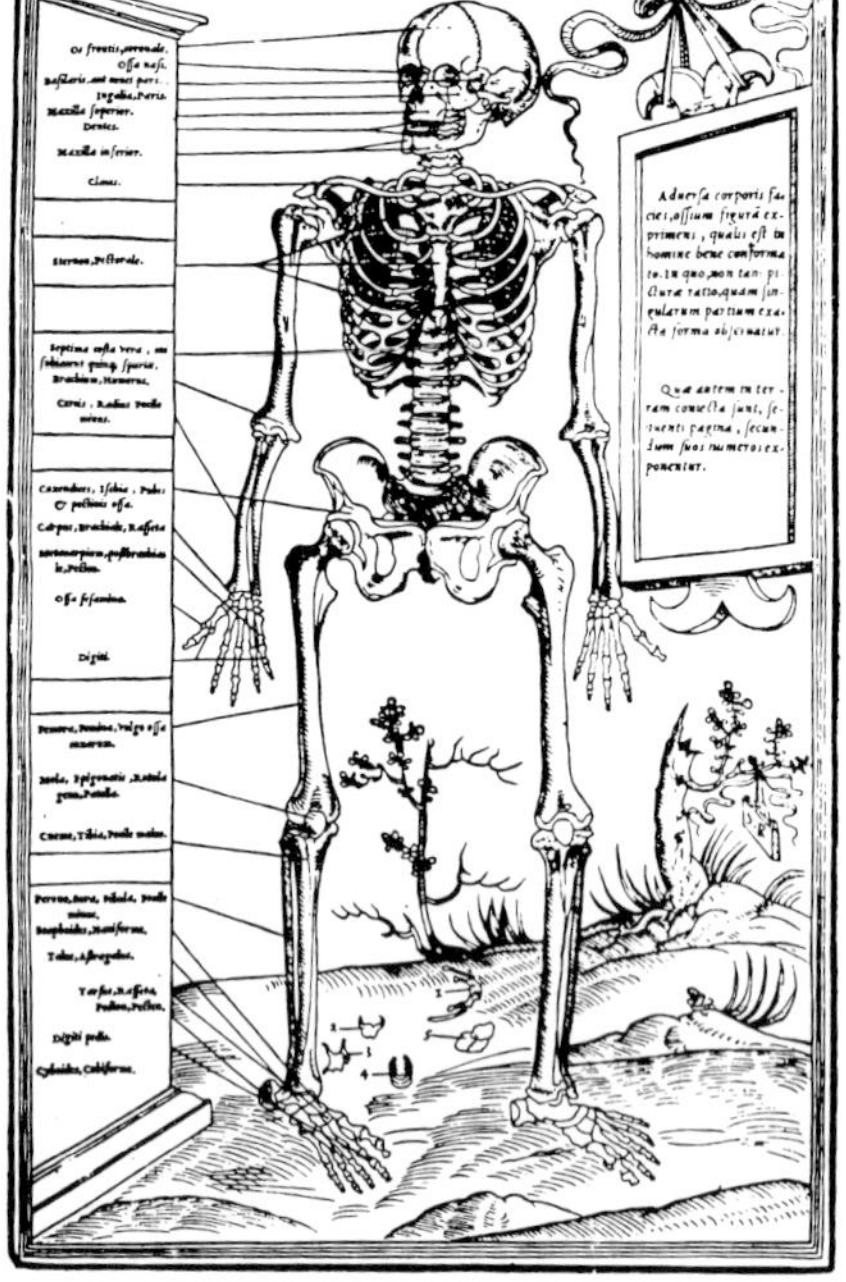

フランスの解剖学者エティエンヌ（1504〜64）はヴェサリウスとともに医学を学んだ。パリ大学教授を務めるかたわら、人体諸部の解剖を図入りで記した本を出版。後に実家の印刷・出版業を継いだ。シャルル・エティエンヌ《骸骨》16世紀

の限界、すなわち単眼視の透視図法では両眼による立体視に太刀打ちできないことも、よく理解していた。ではどうするか。右肩と右腕を描いた連作［67・68頁］が、その解決策。複数の視点から描くことで、対象を死角なしに捉えられる。同趣旨のメモはA手稿のあちこちにあり、たとえば掌がわから見る〈手の図は10枚なくてはならぬことを忘れぬように／K&P143r[A]〉とも彼は書く。

手掌《しゅしょう》のように筋肉が重層する部位では、「コードダイヤグラム」の技法が有効だ。それぞれの筋を平紐状に描くことで、筋の上下関係や骨への付着箇所が明らかにできる。〈線でなく、紐状にと言うのは、筋肉どうしでどちらが上を走り、どちらが下に廻っているかが認識できるようにであって、単に線を用いては無理であろう／同前[A]〉。複雑な形態の骨が組みあわさった関節では、骨と骨とを「離開」させて描く機械学の「分解組立図」も導入する。70ページの図でも3椎骨を単独で描き、それぞれの接点があきらかになるよう、ガイドラインを記入している。〈骨ははずして描き、その後、組み合せて描け。こうすることで正しく図示したことになろう／K&P139v[A]〉。「解剖手稿A」は解剖素描として出色であるだけではなく、世界初の「解剖イラスト技法マニュアル」でもあったのだ。レオナルドはいったいなにを企図していたのか。

ヴァザーリは『ルネサンス画人伝』に、レオナルドがすぐれた解剖学者マルカントニオ・デラ・トッレと〈たがいに協力し合って、細心な配慮をしつつ人体の解剖を手がけた〉と記している。マルカントニオはパヴィア大学で講義および著述活動にいそしみ、〈この間彼はレオナルドの才能、作品、さらにその手そのものにより驚くほど助けられた〉という。残念ながらマルカントニオは１５１１年に疫病で他界してしまうのだが、その直前の冬に行なわれた「解剖手稿A」のセッションはふたりの共同作業の一環であったとは考えられないか。マルカントニオは骨格標本を提供し、また遺体の解剖を手がけ、そのさまざまなステージでレオナルドが解剖図に仕立てていく。つまりマルカントニオとレオナルドは解剖学書の準備をすすめていたのではなかろうか。レオナルドは脊椎を描いたすばらしい紙葉〔70頁〕でこう述べる。

〈だがいろいろな方向からそれらを図示するというこの至って簡潔な方法を得て、人々にそれらの完全で正しい知識が与えられることとなろう。なおこの恩恵を人類にほどこすために、私は整然と復刻する方法をお教えする。なお後の人々よ、金を出し惜しみして〔木版で？〕印刷しようなどとけちな了見を起さぬようにお願い申しあげる／K&P139vA〉

つまり彼は、解剖学でえた知識を公刊したいと望んでいたのにちがいない。それにより恩恵をうけるのが、ひとり解剖学者だけでなく〈人類〉であると自負しているところに注目したい。レオナルドはこうも記す。

〈さて私のこの労作によって、自然の造る驚嘆すべき所産について考えをめぐらす汝、人間よ、自然の所産を破壊することが冒瀆の行いなりと思い至るのであれば、人の生命を奪うことがこの上なき冒瀆の行いなることを思え。そして、この人体構造を驚嘆すべき技《わざ》の粋と思うのであれば、ましてやこの構造でさえ、そこに宿る霊魂に比べれば無に等しいことを想うがよい。また霊魂がいかなるものであろうとも、それはまことに神聖なことがらである。ゆえに、霊魂はその好みのままにこの作品の中に住まわせておくがよい。また汝の憤怒や悪心によって、かかる生命を滅ぼすなどの気持を抱くな。生命を尊ばぬ者は、まことと生きるに値しない。なぜならこのとき、生命〔霊魂〕は肉体をいやいや離れてゆくのであって、涙や苦痛は故なしとしないとこそ私は思う／K&P136rA〉

このメッセージはいまも有効だろう。私たちはすべて、自身のなかにとてつもない「自然の驚異」を息づかせている。それを学び、自分が生きていることに、そして他者もまた生きていることに驚嘆せよ。いのちを尊び、おのれの生を最期まで全うさせよ。解剖手稿のモティーフは、じつは「自然と生命の讃歌」だったのだ。

レオナルド日記 4

文献が明かす天才の実像　1507–19年

1507年／55歳	フランス国王ルイ12世により「宮廷画家兼技師」に任命。
1508年／56歳	《聖アンナと聖母子》本画に着手（10年頃完成）。
1513年／61歳	ヴァティカン滞在。《洗礼者ヨハネ》［左頁］に着手（16年頃完成）。
1516年／64歳	ローマのパトロン、ジュリアーノ・デ・メディチ死去。フランス王フランソワ1世に招聘される。
1517年／65歳	アンボワーズ郊外のフランソワ1世の居城に起居。
1519年／67歳	5月2日死去。

ローマの憂鬱

1513年9月24日（土）　ミラノ→ローマ

〈ジョヴァンニ、フランチェスコ・デ・メルツィ、サライ、ロレンツォおよびイル・ファンファイアと共に、ミラノを発ちローマに向かう〉[C]。レオナルドは1506年以降、ふたたびミラノに生活の拠点をおく。当時のミラノはフランスの支配下にあり、しかし教皇レオ10世とドイツ皇帝による対仏神聖同盟の反撃によって1513年9月、市内から最後のフランス勢力が排除され、そこで〝親仏派〟レオナルドはローマへの移転を決意する。教皇の弟ジュリアーノ・デ・メディチを頼ってヴァティカンのベルヴェデーレの住居に落ちつくが、そこでの生活は怠惰なふたりのドイツ人助手に悩まされるなど不快なことが多く、1516年の冬には仏王フランソワ1世の招きに応じてロワール河畔アンボワーズに移り住むことになる。

穏やかな晩年

1517年10月10日（土）　アンボワーズ（フランス）

ルイジ・ダラゴーナ枢機卿の一行が、アンボワーズ城にほど近いクルーの館を訪れる。レオナルドは3点の油彩画（現ルーヴル蔵の《モナ・リザ》《聖アンナと聖母子》《洗礼者ヨハネ》とおぼしい）および手稿類を披露したという。枢機卿の秘書アントニオ・デ・ベアティスによれば、〈この巨匠は美事な図入りの解剖手稿を書いているが、それらは四肢、筋肉、神経、血管、関節、内臓等、男女を問わずおよそ考え得る限りの部位を、未だかつて、人の試みたことのないまでに描いている。それらの手稿を、我々は現にこの眼で見た。彼の語るところでは、あらゆる年齢の男女三〇体以上を解剖したという〉[C]。ベアティスはまた、巨匠の右手がいくぶん麻痺していること、身辺に勤勉な弟子メルツィがつき添っていることを伝えている。

フランスの宮廷画家として死す

1519年4月23日（土）　アンボワーズ（フランス）

この日〈王室画家レオナルド・ダ・ヴィンチ氏は、死の確かなこと、また死期の不確かなことを考慮して〉[C]、国王の法廷において遺言状を作成、9日後の5月2日月曜日に死去した。メルツィは師の親族に宛てた書簡にこう書く。〈先生に匹敵するような人間を再び生み出すことは、自然の力の及ばぬところ……。全能の神が先生に永遠の休息を与えてくださらんことを〉[D]

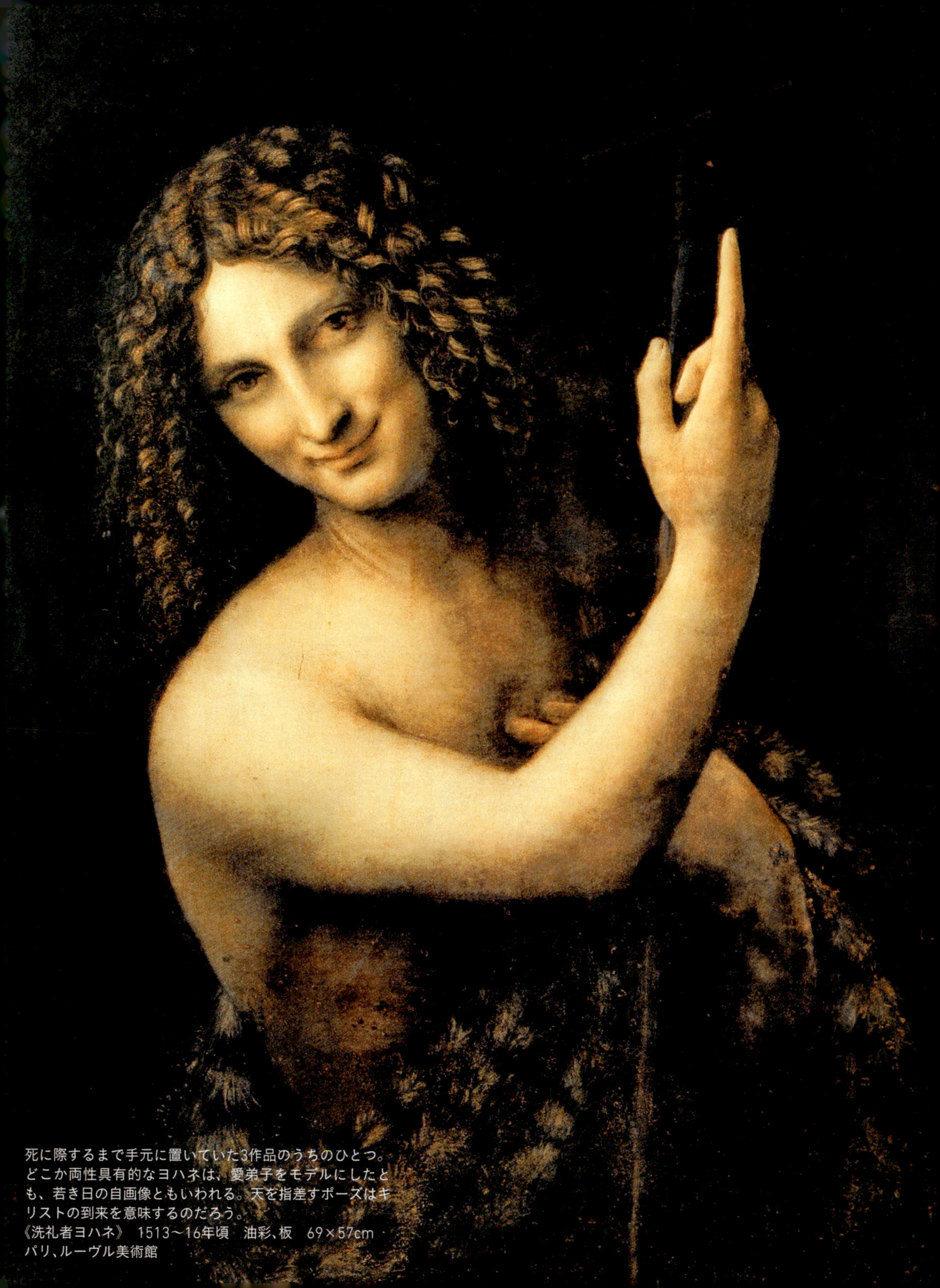

死に際するまで手元に置いていた3作品のうちのひとつ。どこか両性具有的なヨハネは、愛弟子をモデルにしたとも、若き日の自画像ともいわれる。天を指差すポーズはキリストの到来を意味するのだろう。
《洗礼者ヨハネ》 1513〜16年頃　油彩、板　69×57cm
パリ、ルーヴル美術館

Leonardo da Vinci: an Anatomist

V

心臓という難問

1508–13年頃

これぞ心臓の完璧な記述

〈心臓を栄養する静脈〔血管〕について〉

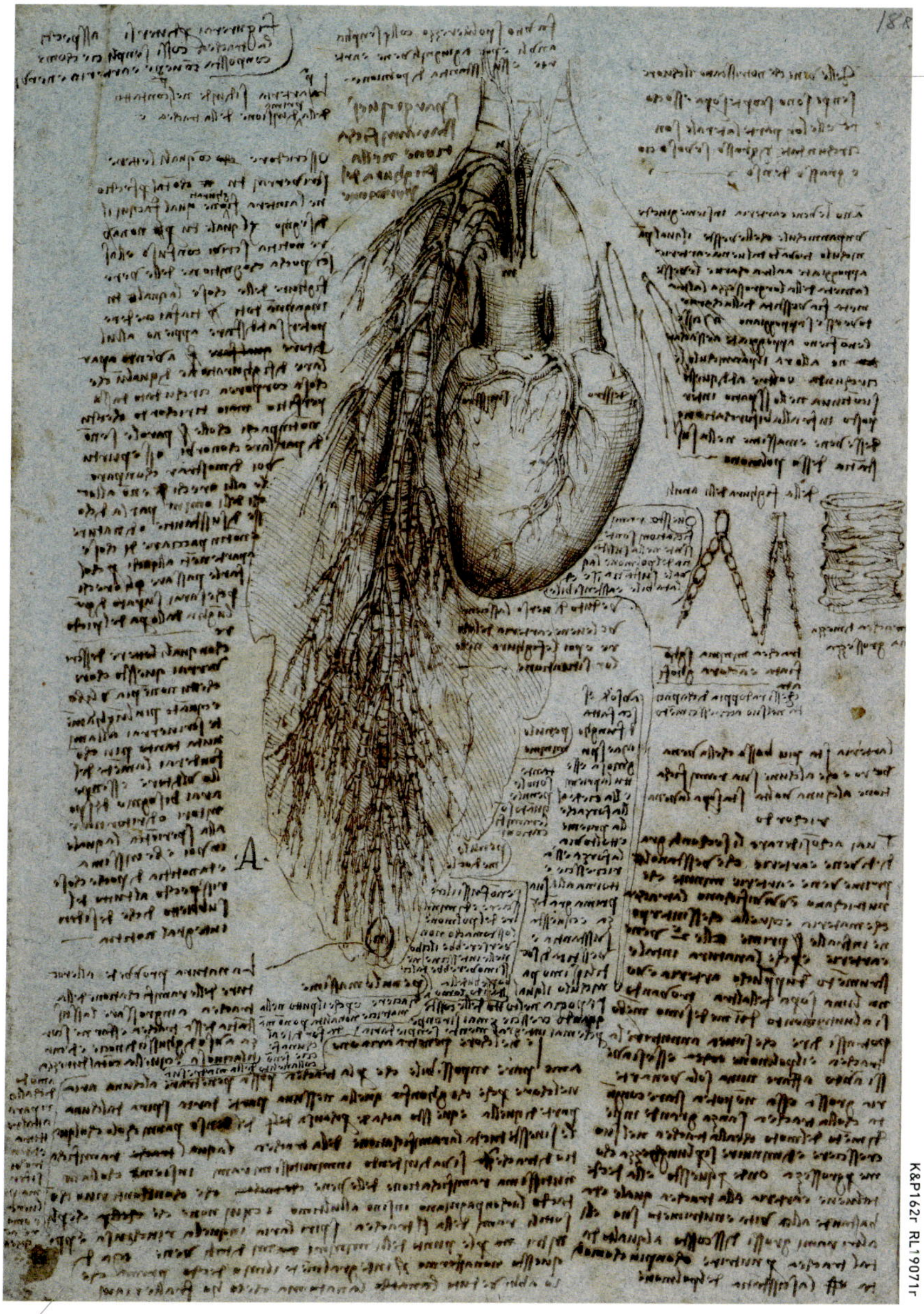

K&P162r RL19071r

〈空気は心臓の中に侵入するのか否か〉

背面からみたウシの心肺組織の図。「気管を栄養」する血管についての記述から、レオナルドを気管支循環の発見者とみなす根拠とされてきたが……［108〜113頁を参照］。イラストの周囲をびっしり埋めつくす文字をみれば、この研究テーマにかける彼の意気込みがわかろうというもの。左側の長文では〈おお著述家よ、一体いかなる文字を用いれば君は、この図が示すのと同じくらい完璧に、全体の形状を記述できるというのか〉ではじまる画家の強い自負が綴られる。

冠状動脈と心臓弁

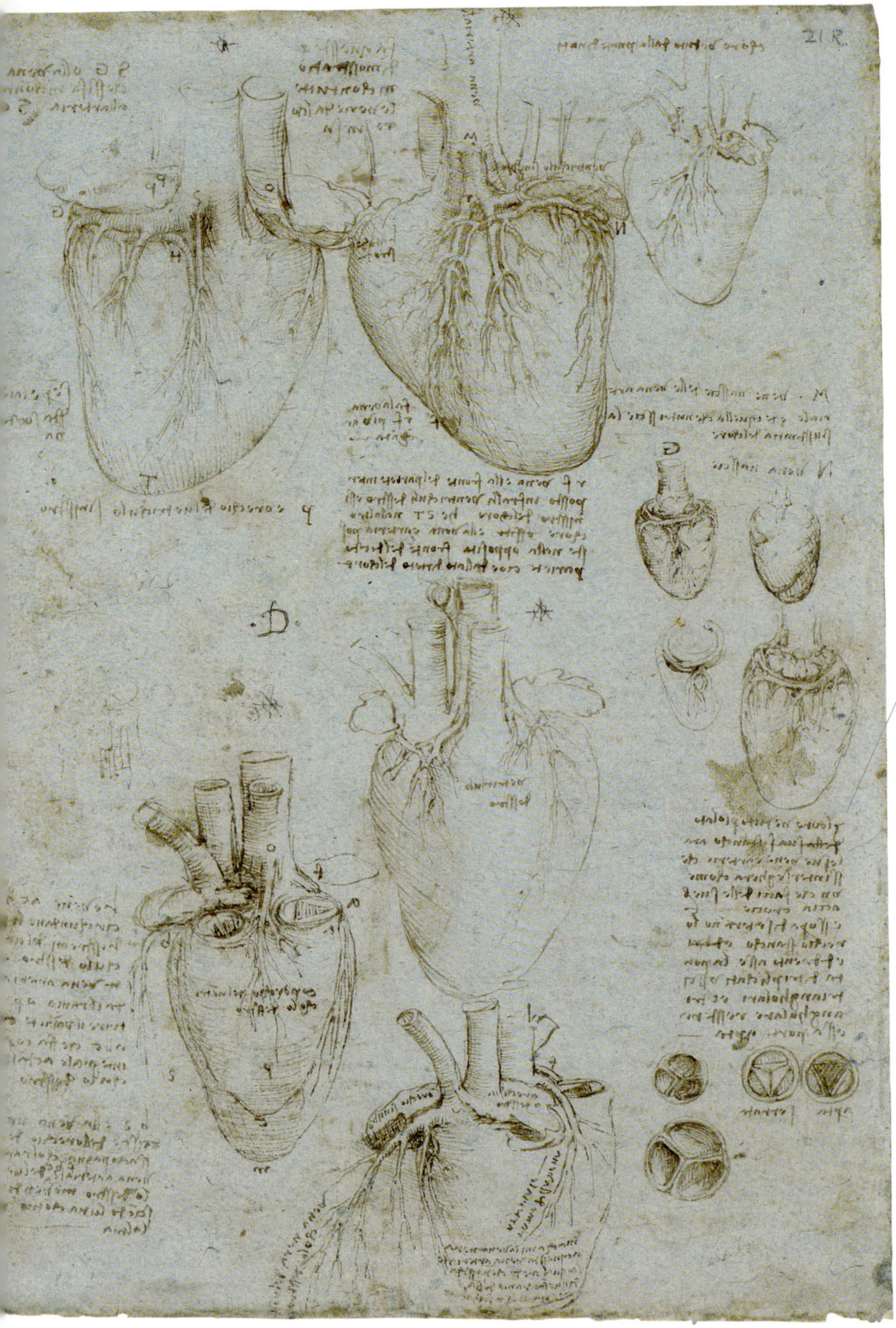

心臓を左側から見ると〈ちょうど人が両腕を組んだときのように、静脈と動脈が交叉しているだろう〉

28.8×41.3cm / K&P166v RL19073v-74v

〈血液は、より激しく打撃される場所で一層稀薄になる〉

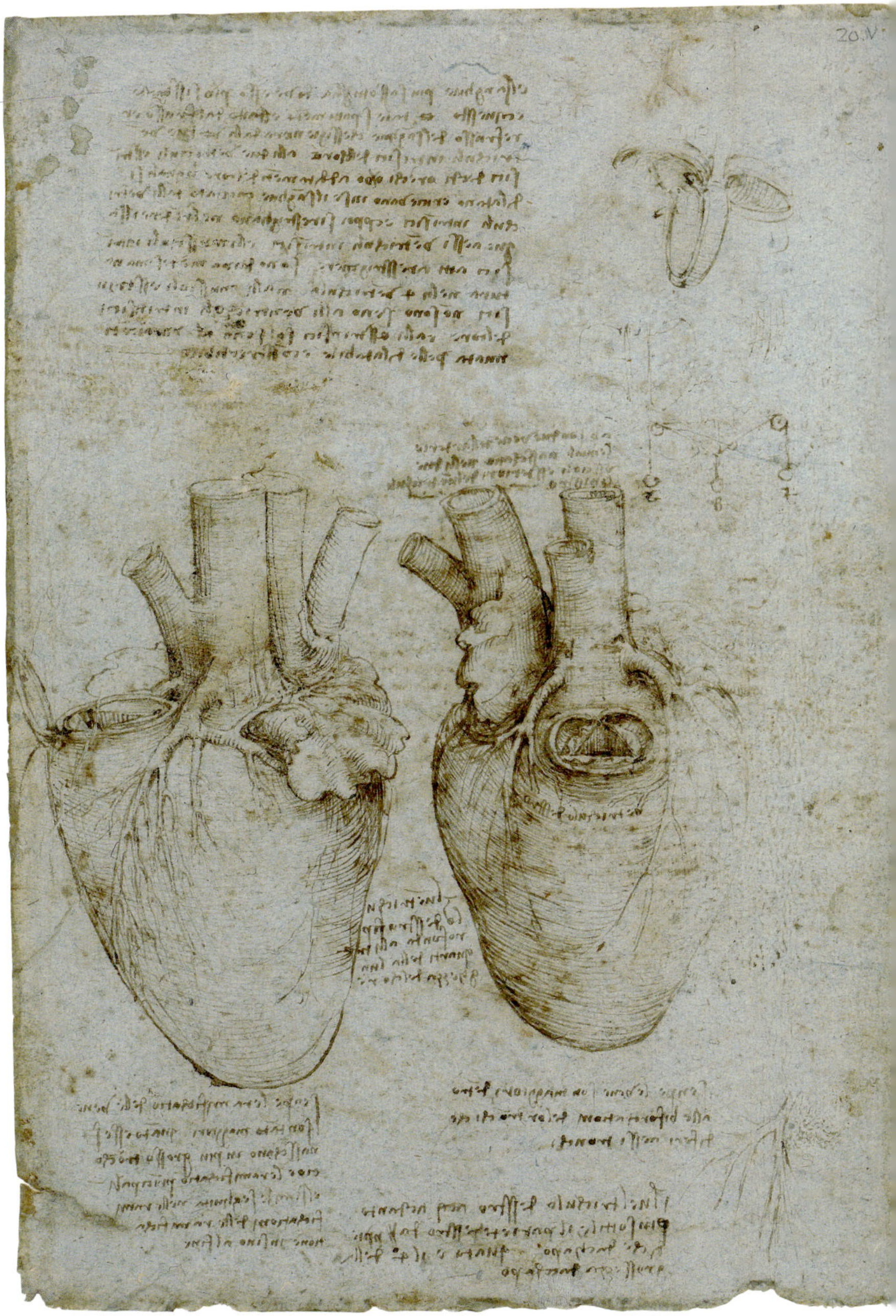

心筋を栄養する動脈を冠状動脈もしくは冠動脈とよぶ。その理由は右ページ上段の荊冠のキリストのごとき心臓図をみればあきらかだろう。圧巻なのは左ページの2図。右は右室側からみた図、左は時計まわりに90度回転させた図で、ともに肺動脈が切除され肺動脈弁がみえている（3枚の半月弁からなるこの弁については右ページに詳しい考察がある）。右図で耳たぶのように見えるのは右心房、これを除去して房室弁をのぞかせた図が右ページ左下にある。

心臓の動きを可視化する

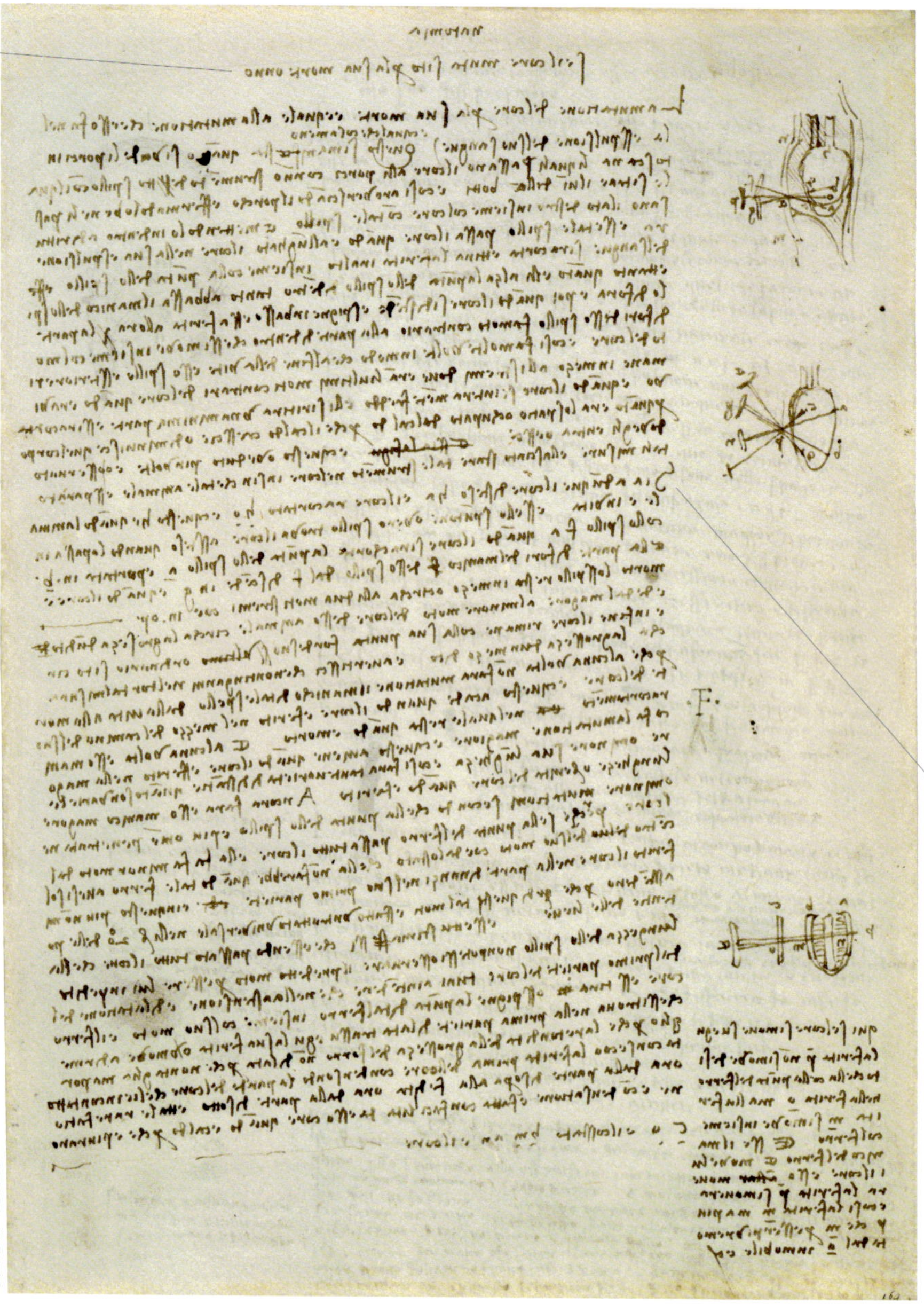

〈心臓はその死によって位置を変えるか否か〉

〈心臓が収縮するとき〉スピッロの先端aはbに移動し、柄の部分は〈fからgに下降する〉

K&P158r RL19065r

トスカーナの人びとはワイン樽の口あけをするスピッロとよばれる穿刺具でブタの心臓をつらぬいて殺す。そのありさまを目撃したレオナルドは、肋骨のあいだから心臓に刺し入れられたスピッロの柄の部分が、拡張・収縮につれてどう動くかを観察。肋骨を支点とした柄の動き幅を測定して、心臓が鼓動につれ縦方向に指幅1本ほど上下に動くことをたしかめた。本図にみるように「解剖手稿CI」は文章を主体として編まれていて、挿図は小さく余白に添えられる。

ガラスの心臓模型

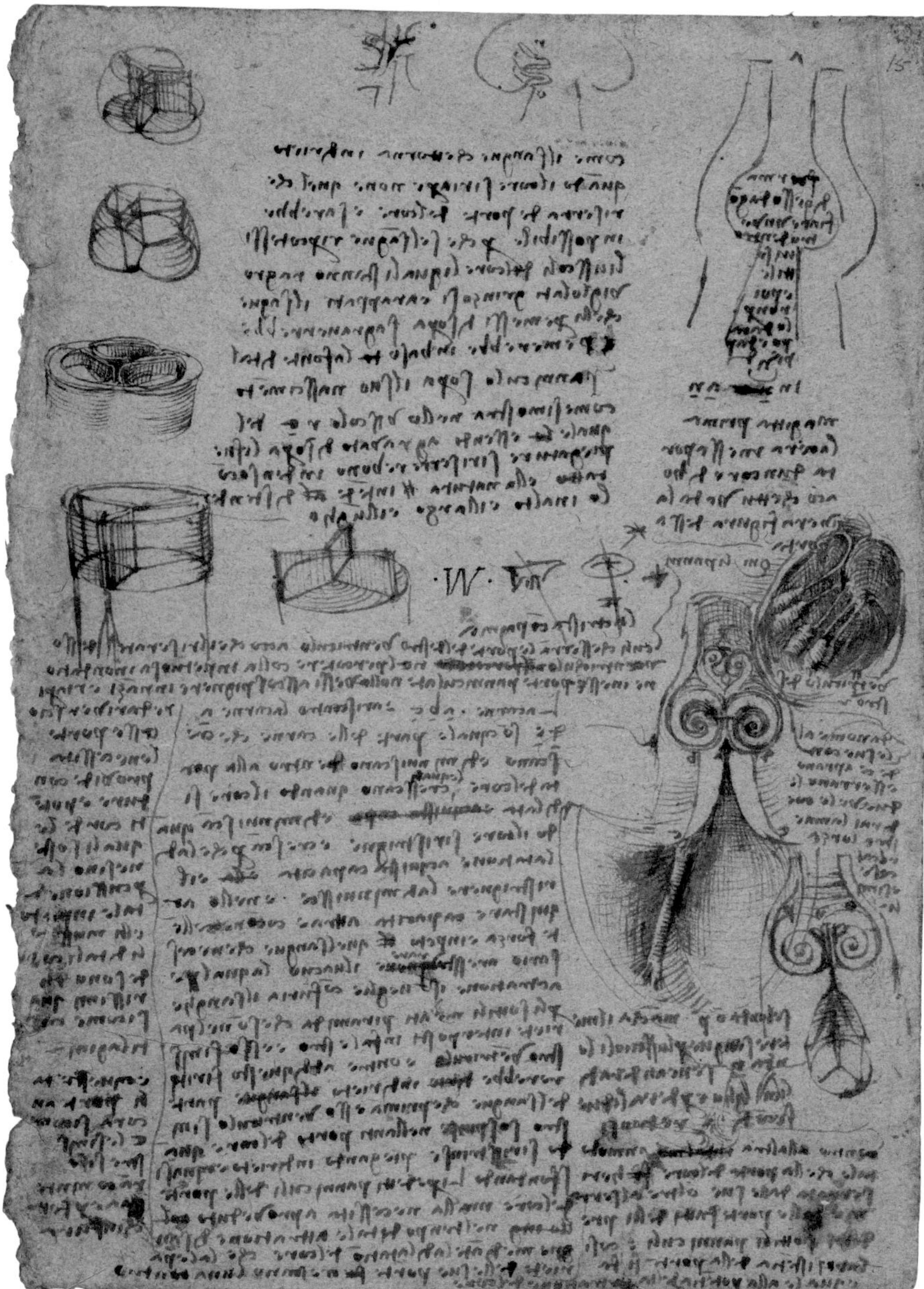

〈ガラスをその中で薄く吹くための石膏の鋳型〉

心室中隔の微細な孔を通じて、左室は右室から〈激しい勢いで血液を抜き取る〉

K&P171r RL19082r

右上には、大動脈弁の閉鎖機構を確認するため、吹きガラスで大動脈起始部の模型をつくる方法を記す。その下は右心房と右心室のあいだの房室弁の構造。隣接する断面図は、大動脈洞で小さな渦逆流が発生し、大動脈弁をソフトに閉じる次第を示す。この小さな渦巻きがなければ、やわらかい大動脈弁は〈折り重なって密着してしまうだろう〉ことが、最上部に図示される。ガレノス以来の旧弊な心臓観とレオナルドの超革新的アイディアが併存する注目すべき紙葉。

胎児は肺呼吸をするか？

30.4×22.0cm / K&P198r RL19102r

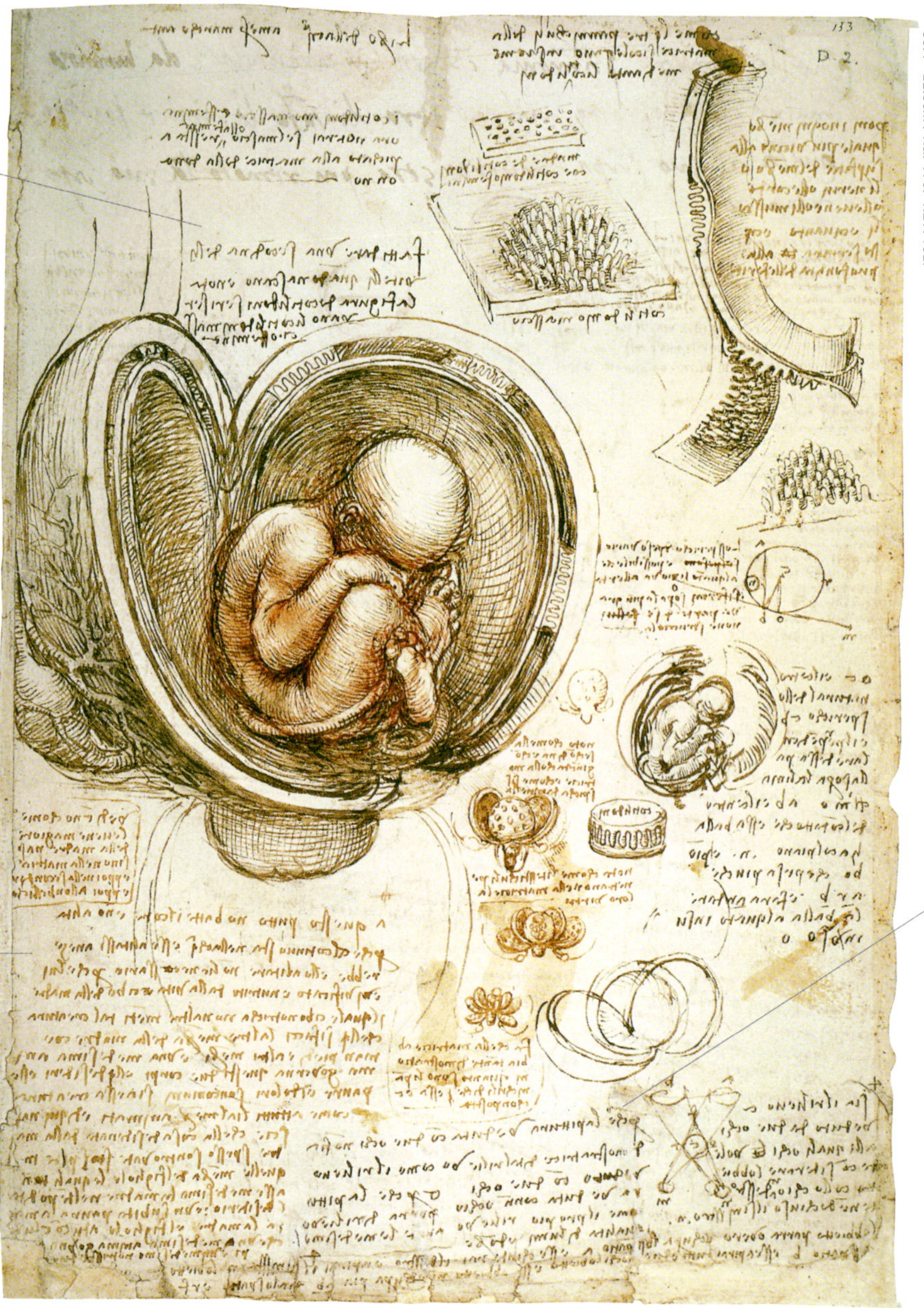

〈子牛が生れたときに、その後産をもらって……調べよ〉

〈この子供においては、心臓も鼓動せず、呼吸もしない〉

〈両眼で眺めた絵が、両眼で眺めた立体のように立体感を示さないのはなぜか〉

〈この著作は、人間の受胎から始めて子宮の形態を記し／K&P 81v〉とレオナルドが解剖学書の計画をたてたのは30歳代の終わり。しかし妊娠中の女性の遺体を解剖する機会はついになかったらしい。本図は最晩年の彼が、ウシの子宮や胎盤の研究、また新生児のスケッチなどにもとづいて描いたもの。彼は羊水中の胎児は肺呼吸せず（ピンポーン）、また心臓は拍動していない（ブー）と考えた。右下図には、両眼による立体視に関するすばらしい考察がそえられている。

体内の臓器のなかでレオナルドがもっとも強く魅了されたのは、心臓である。

脳や肝臓のような「実質臓器」では、内部でなにが起きているかを知るのはむずかしい。しかし心臓や膀胱のような「管腔臓器」なら切開して内部を観察することが比較的かんたんにできるし、またどのように機能しているかも推測しやすい。心臓は端的にいってポンプであり、血液を吸入／駆出する筋肉をそなえた房室と、血液の逆流を防ぐ弁とからなっている。機能がそのまま形態化した物理的に解析しやすい構造であり、いっぽうレオナルドは河川の流れや渦の形態の観察など、水力学についての研究実績がある。彼にとって心臓とは、そうした手持ちの知識が存分に使えるうってつけの対象であり、じっさいにすばらしい成果をのこした。心臓が2室ではなく4室からなることを発見し、心尖（心臓の下端部）が心臓の収縮／拡張につれて上／下することを観察し、大動脈洞（ヴァルサルヴァ洞）の構造と大動脈弁の閉鎖メカニズムを解明した。これらをたしあわせれば、「血液循環説」は目と鼻の先にあったと考えられるのだが、正しい結論にはたどりつけなかった。それはなぜなのか。「解剖手稿」の記述をたどりながら〝レオナルドの失敗〟の原因をさぐってみよう。

ウィンザーの解剖紙葉群で心臓についての観察記録が最初にあらわれるのは、老人の解剖と前後する1508年ごろのページだ。〈心臓それ自体は……動脈と静脈によって活力と養分を与えられる緻密な筋肉によってできた容器である／K&P59v[A]〉。あるいは〈すべての静脈と動脈は心臓より発する。……そして心臓から遠く離れれば離れるほど、より細くなり、より微細な枝に分れている／K&P70r[A]〉。ごくあたりまえの記述と思われるかもしれないが、心臓を起点にすえた「心臓血管系」の考え方は画期的だった。

ガレノスの生理学によれば、静脈は肝臓に起始するとされていた。体内にとりこまれた栄養素は腸管で吸収されて肝臓に送られ、ここで「自然精気」をふくむ「静脈血」に変えられる。この静脈血が静脈を通って全身を栄養し、末梢ですべて費消される。静脈血の一部は心臓の右室から、心室中隔の見えない小孔を通って左室に浸透し、ここで肺からくる外気に含まれる「生命精気」を付与されて「動脈血」となり、動脈を通って全身に活力をあたえ、これまた末梢ですべて費消される［47頁参照］。つまり静脈と動脈は別系統の脈管で、肝臓および心臓から身体の末端にむかって流れると理解されていて、レオナルドもガレノスの生理学に準拠して解剖研究を行なっていたのだった。しかし彼は、権威ある古代の体系におさまらない事実をいくつも見いだすにいたる。

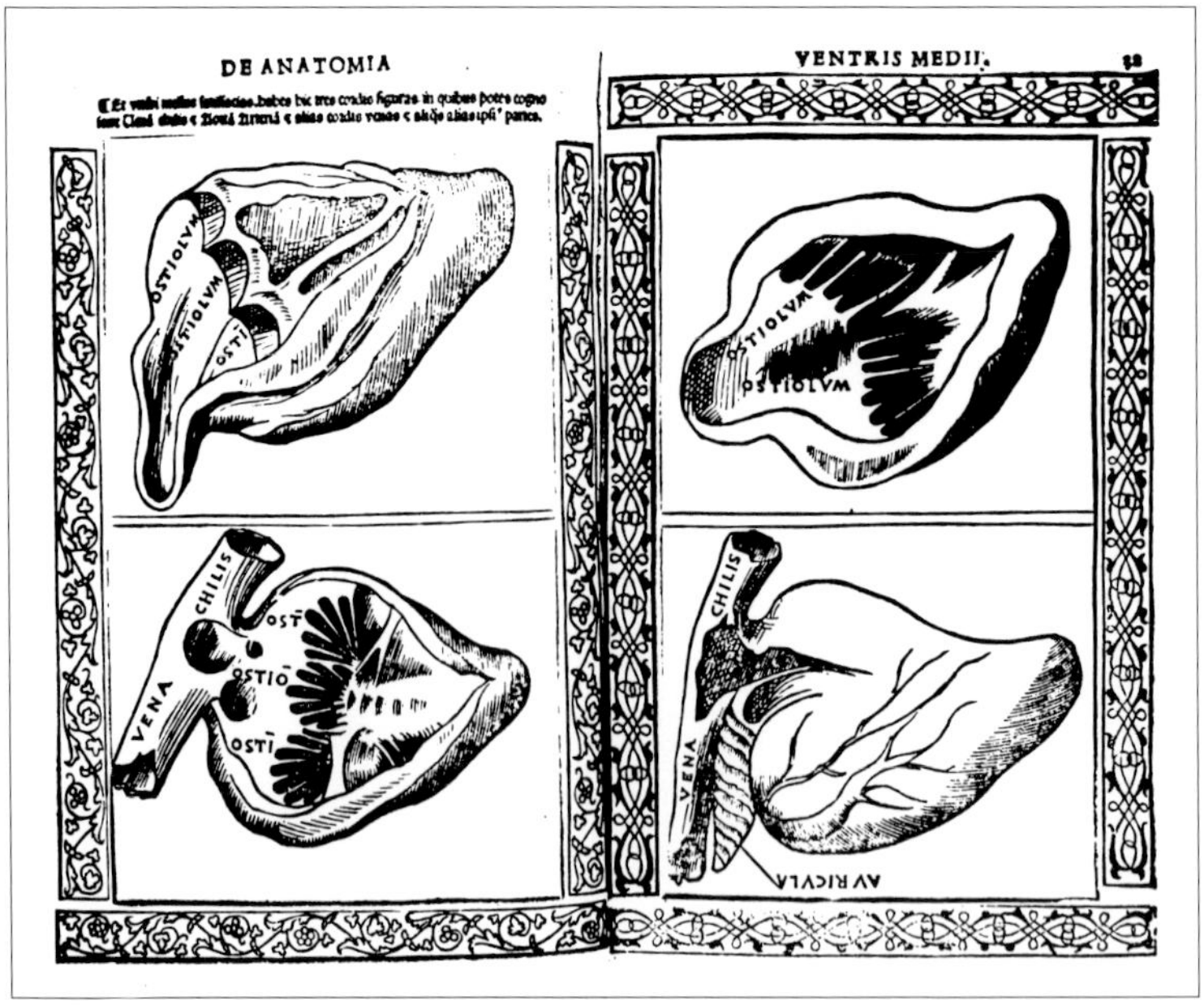

16世紀初頭、ボローニャ大学で教鞭をとっていたベレンガリオ（76頁参照）は、心臓弁を描いた最初の解剖学者とされる。ベレンガリオ・ダ・カルピ《心臓四態》 1523年

心房の発見——心臓は2室ではなかった！

〈心臓は四つの室を持つ／K&P155r[A]〉とレオナルドが記したのは「解剖手稿CⅠ」の1葉だ。9紙葉からなるCⅠ手稿は、書体や素描のスタイルから1509年から翌年にかけてのメモとみられている。レオナルドが見いだしたところによると、心臓には「上室・下室」（それぞれ心房・心室にあたる）があり、両室のあいだは〈いくつかの扉〉すなわち房室弁でへだてられる。ガレノスも気づかなかったこの「上室」の発見は、レオナルドをすっかり有頂天にさせてしまう。

生きている肉体は温かく、そして死体は冷たい。体温は「生命の証」であって、生きているかぎり体内では熱がつくりだされているに違いない。私たちは、酸素呼吸とは「肺からとりいれた酸素をつかって体内の還元物質を酸化するプロセスであり、そして酸化は発熱過程である」ことを知っているけれど、16世紀にはまだ「化学」は誕生していなかったし、その母胎となる錬金術をレオナルドはまったく信用していなかった。では私たちの体温はどこからくるのか。

彼が想定したのは、右心房と右心室のあいだを血液が行き来して、〈この干満運動のために、血液は熱を帯びて稀薄になり／同前[A]〉、こうして右室内の血液は〈多孔性の壁〉を通って左室に滲透する、という物理的な発熱メカニズムだった。すばらしいことに、この「右心系発熱システム」では「体温の維持」と「動脈血の恒常的産生」が同時に達成できるのだ。こうしたことは〈肝臓では起りえない／K&P156r[A]〉とレオナルドは書く。肝臓は〈運動を欠いている〉うえ、心臓より密度が小さいので〈心臓ほど熱を保持できない／同前[A]〉し、脾臓や肺はさらに密度が小さい。すなわち心臓こそが唯一の発熱器官であるというのである。

ガレノスの主張する「心室中隔の小孔」は、けっして眼には見えないのだと伝統的に信じられてきた。それはレオナルドも解剖で確認しているはずだが、しかし液体は心室中隔を通りぬけられなくても、気化した血液ならば透過する可能性があるとでも思いこんだものか。このあたりから彼の思考は、妄想過程に入って、以下「解剖手稿CⅠ」にはしばらく血液の干満運動に関する破綻した記述がつづく。

なかでも混乱しているのは右房と右室をへだてる三尖弁についての記述で、逆流を防止するはずのこの弁が閉鎖する直前に、右室の血液がこれをすり抜けて右房に逆流し、拡張期にふたたび右室に流入すると書く。右室には肺動脈という「出口」があり、収縮期には室内の血液はここを通って肺に送りだされるのだが、一連の考察でレオナルドはこの肺動脈をまったく捨象《しゃしょう》してしまうのだ。つまるところ彼は、右心系の血液干満運動を「右室を見ずに」展開していく。「眼の人」レオナルドにしてはめずらしく、思考の泥沼に引きずりこまれ、夢想にひた走る。こうした状況を打開するには、旧説の見直しをせまる新たなる発見が必要だった。

断末魔のブタの心臓の動きを測定する

生きている動物の心臓の動きは、どうすれば可視化できるだろうか。レオナルドが見いだしたのは、たいへんスマートな方法だった。トスカーナの人々が、〈樽から葡萄酒を取り出すのに用いるスピッロと呼ばれる道具で……豚の心臓を突き刺す／K&P158r[A]〉ようすを見守ったのだ。〈彼らは豚を仰向けにしてしっかりと固定してから、このスピッロでその右側を心臓もろとも突き刺して、真直ぐにその内部まで貫く〉。心臓に刺さったスピッロの尖端は心臓の収縮・拡張に応じて上／下に動き、その動きが（肋骨を支点として）スピッロの柄を下／上に大きく動かす。レオナルドはこの動きを〈何度も観察して〉その動き幅の測定を行ない〈この動物が解体されてしまうまで、この道具を心臓の中にそのままにしておいた／同前[A]〉。こうして彼は〈この動物の心臓が行なう運動〉の幅は〈指一つの太さぐらい〉であることを確認し

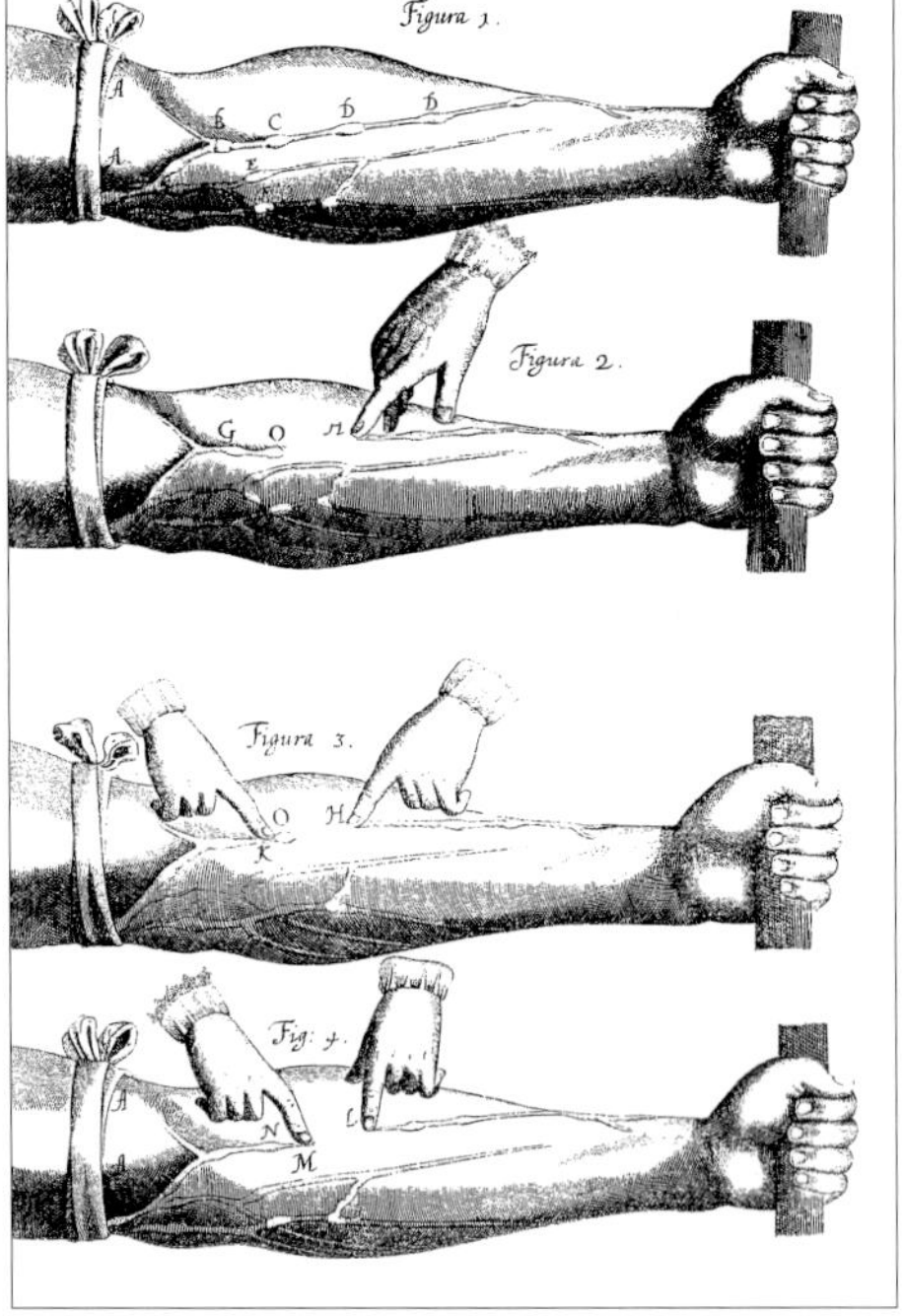

イギリスの解剖学者ウィリアム・ハーヴェイは1628年の『心臓の働きと血液循環』で血液循環説を提唱した。左の図、上腕をAで結紮すると静脈弁BCDEが浮きでてくる。この状態で静脈を圧迫すれば静脈血が心臓にむかって一方通行で流れることが簡単に示される。

たのである。

この観察は、レオナルドが抱いていた心臓の収縮／拡張パターンについての考え方に変更をせまるものだった。というのも彼は心房を発見した直後、心臓の四つの室が対角線方向に収縮／拡張を行なうと考えた。右室が収縮するさいに静脈血が「見えない小孔」を通って拡張する左室に浸出する、とみるのが合理的だと判断したからだろう。しかし右室と左室が交互に収縮／拡張するなら、心室中隔は左右に動くだろうけれど、心臓の底部が上下運動をすることはまず考えられない。レオナルドは心臓が収縮期に縦方向に縮み、拡張期に伸長する観察結果に合致するモデルをさがして、右室と左室の拡張／収縮は〈同時に引き起される／K&P166rA〉との見解に到達するのだが、そこには新たな困難が発生する。左右の心室が同時に収縮すれば、右室の稀薄化された血液が左室に吸い込まれなくなってしまう。そこでレオナルドは心室内の筋肉が〈並外れた硬さでもって、右室や左室の完全な閉鎖を妨げる〉とのべる。これにより左室は収縮時にも〈新しい血液を受け入れる空間〉を確保し、その空間にむかって右室から〈血液は真中の壁を通って／同前A〉浸透する、というのである。なぜレオナルドがここまでガレノス説にこだわりつづけたのかわからない。しかし彼は、ある光明をみいだす。

左心系の研究――大動脈弁の閉鎖メカニズム

彼の心臓研究が急速に進展しはじめるのは、右心室から左心室に焦点をうつしてからだ。右心系では「発熱」を引き起こす血液の「干満運動」を仮定する必要があったが、左心系では血液はすでに加熱・稀薄化されており、これ以上の発熱プロセスは必要ない。さらに左室は、全身に動脈血を運ぶ動脈系の起点であることもわかっている。そこでレオナルドは左室からの血液駆出メカニズムの研究に集中することができた。大動脈弁の閉鎖機構とその下流にある大動脈洞の流体力学的役割についての考察は、レオナルドというより16世紀前半における自然科学のもっとも輝かしい成果のひとつと言いうるだろう〔102～107頁参照〕。研究対象をごく狭い範囲に限定できたこと、さらにこの部位にはたらくメカニズムがほぼすべて物理学で解析しえたことが、この成功の理由だったとみていい。レオナルドは本来の要素還元主義的な自然の研究方法を取り戻したのである。

その結果、彼は自説に重大な不備があるのを感じたにちがいない。たとえば左室の拍出量。1回の拍出で〈心臓が消費〉するのは〈極少量であるが、心臓の開放は一時間におよそ二千回生じるので、大変な重量になる／K&P174v A〉と彼は書く。極少量としたのは、心臓から送りだされる血液が末梢で費消しつくされるとすれば、造血器官たる肝臓は、それにみあう血液量を供給しなければならないから。それでも脈拍を1分間70回とすれば、心臓は1時間4200回の拍出を行なうことになり、1回1ミリリットルとしても4・2リットル（じっさいには1回の拍出量は60～100ml）。これほどの血液が心室中隔から滲出するものだろうか、あるいはたった1時間に肝臓が造血しうるものだろうか……。

大動脈弁の閉鎖メカニズムを研究したのち、もういちど右室の解剖を行なえば、右室上部にある肺動脈弁とその先の肺動脈洞が、左室の出口と同じ構造であることが理解できたかもしれない。すると右室の血液が送出される先は、右房ではなく肺であり、しかもその流出量は左室と同じく大変な重量になるにちがいない。心臓にある四つの弁はそれぞれどんな役割をはたし、血液はどの方向に流れていくのだろうか。こうした考察をへてレオナルドが「肺循環」に気づく可能性はじゅうぶんありそうに思えるけれど、それは「たられば」の話でしかない。

じっさいのところレオナルドには解剖学研究にあてられる時間がもうあまりのこされていなかった。左心系に関する輝かしい研究成果は、1510年から13年ごろの「解剖手稿CII」に収められているけれど、その続編はついに書かれることはなかった。

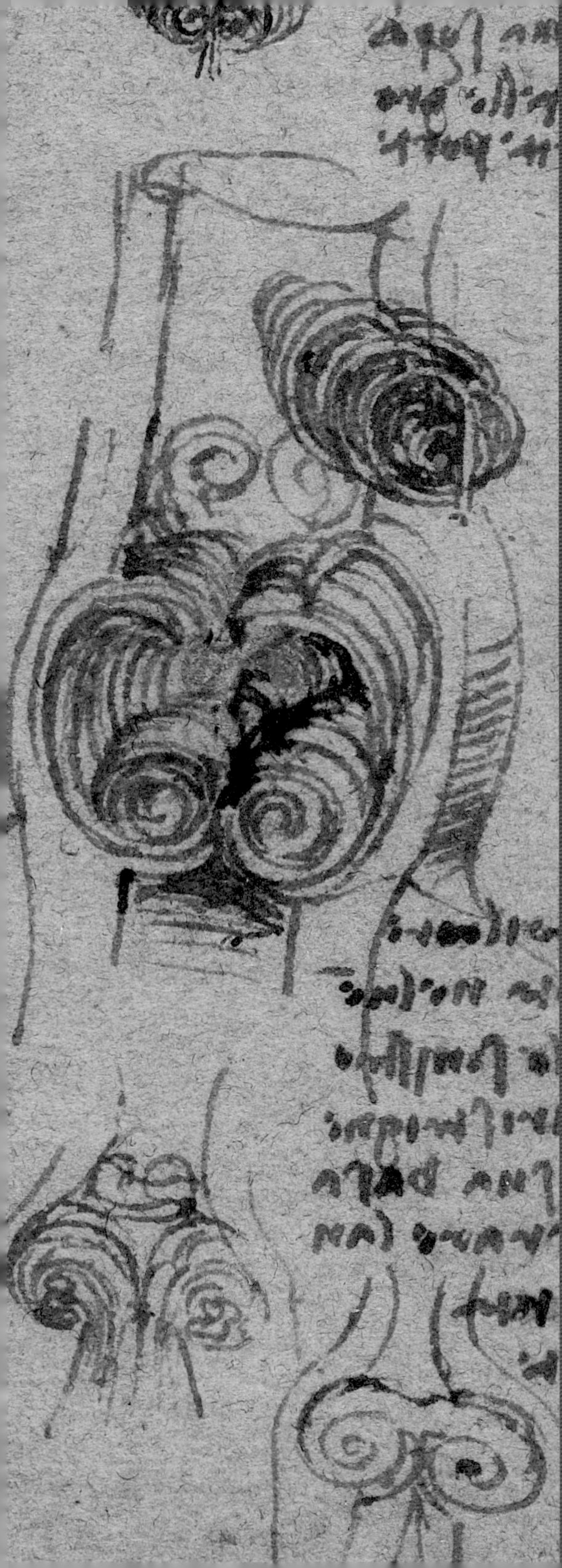

IF ONLY LEONARDO HAD...

レオナルド解剖学を「追試」する

近現代の科学者、医師たちの研究によって明らかになった
レオナルド解剖学の成果とは？

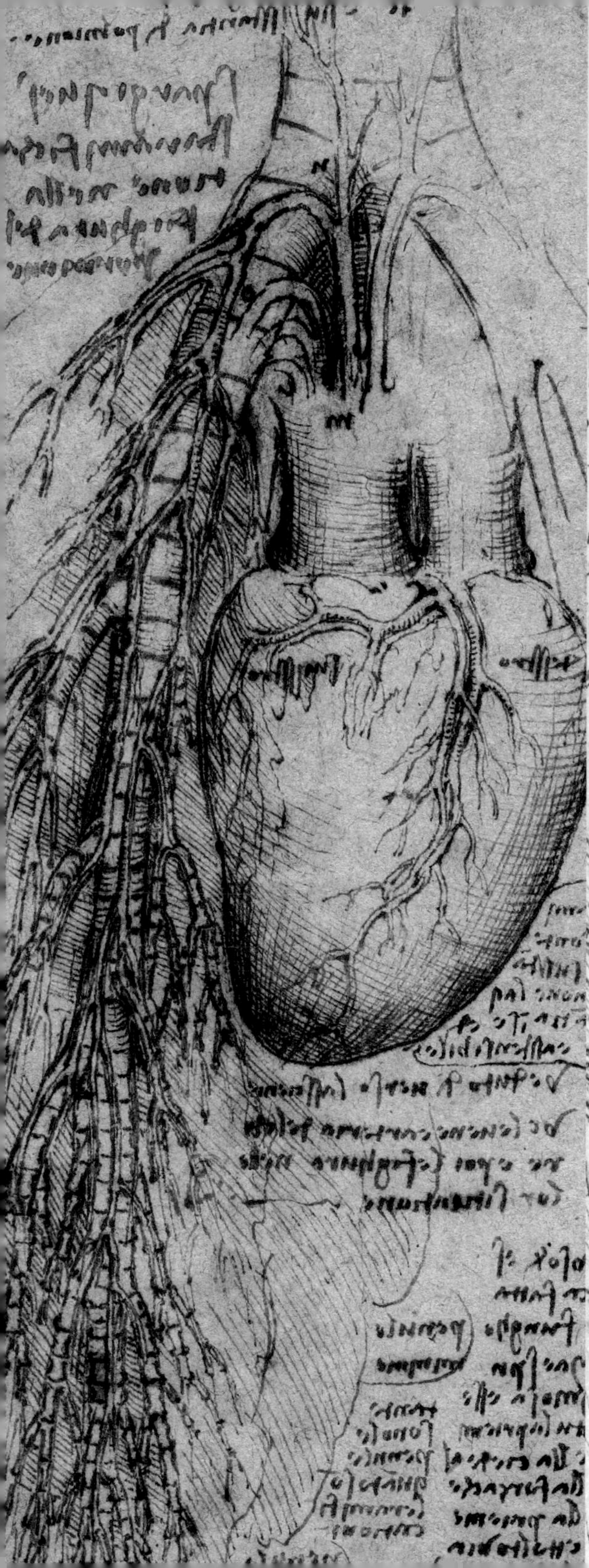
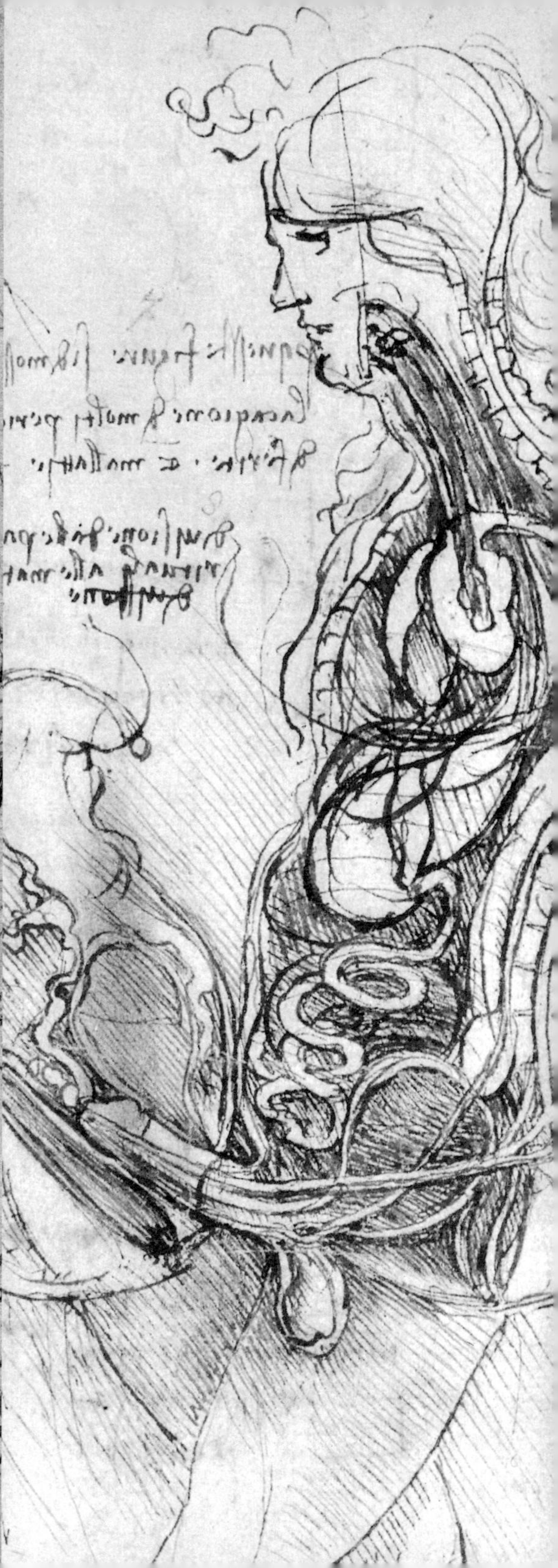

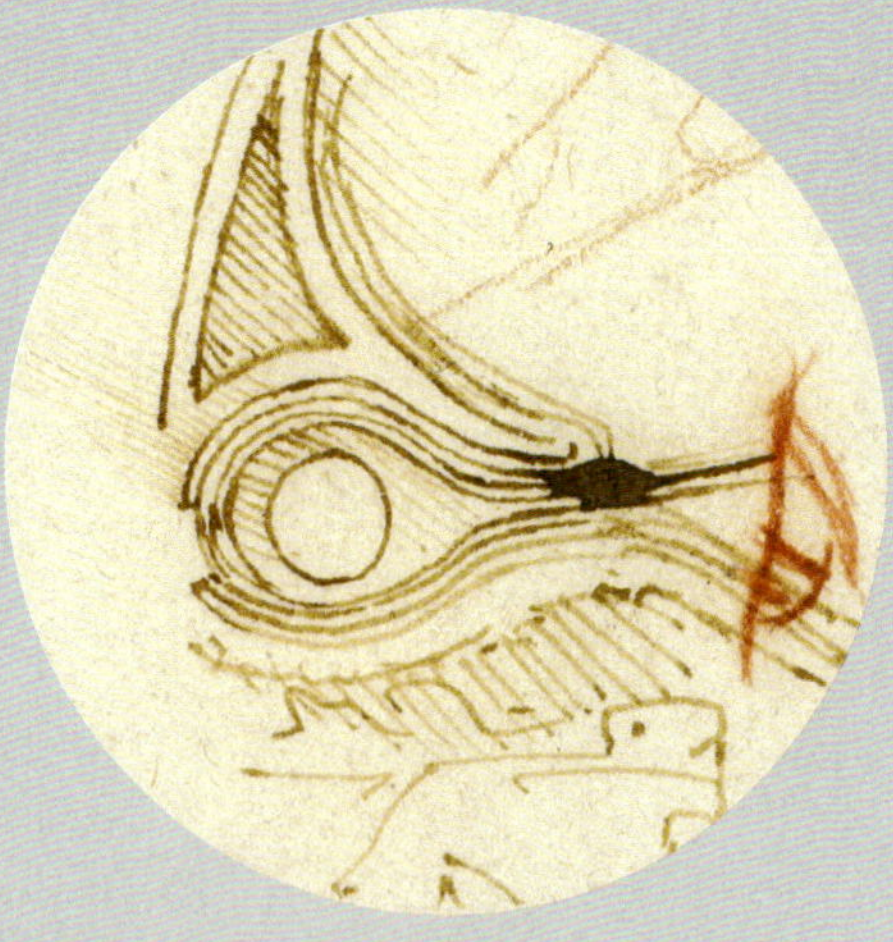

If only Leonardo had...

I

眼球

なぜ水晶体に気づかなかったのか

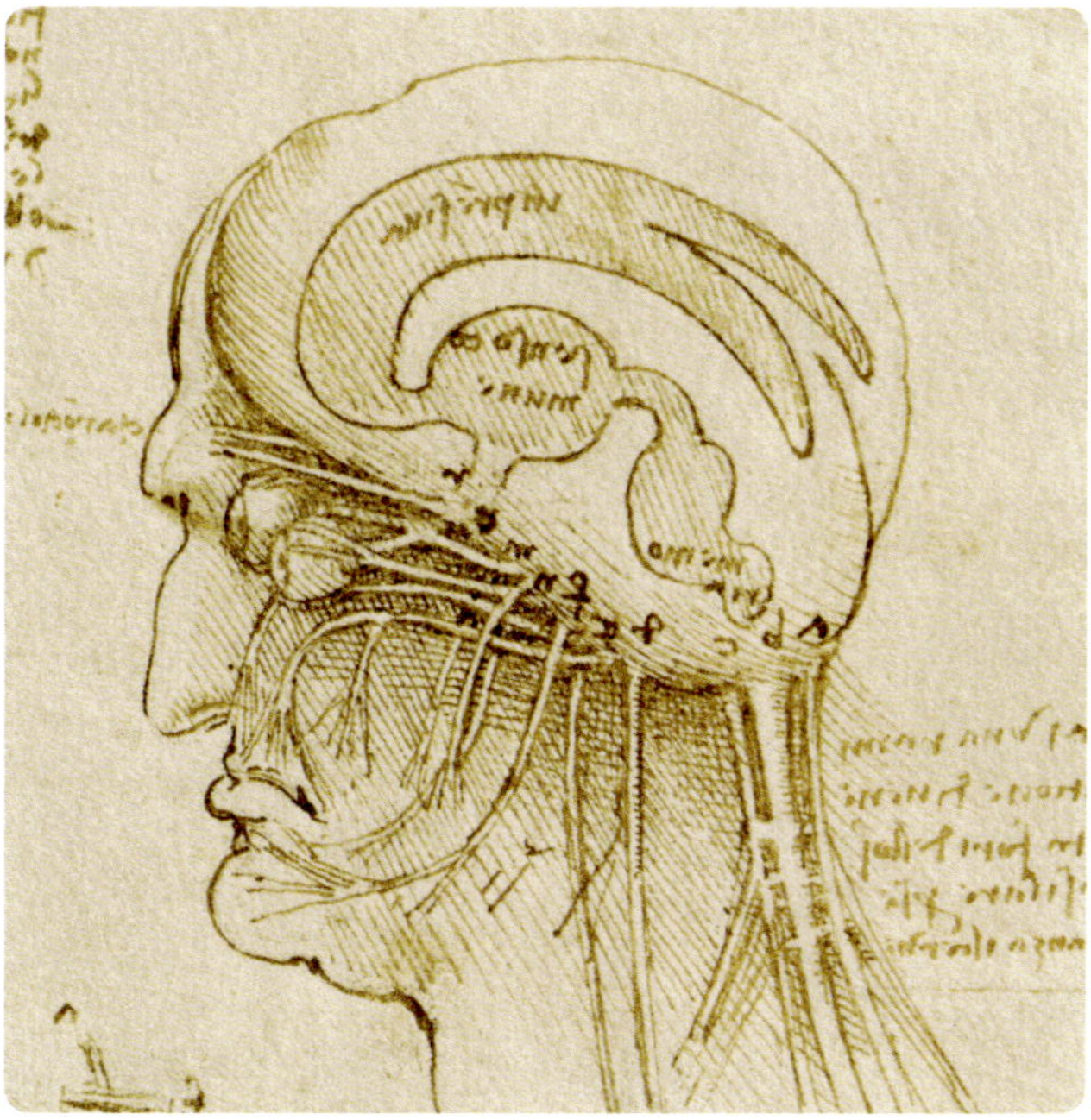

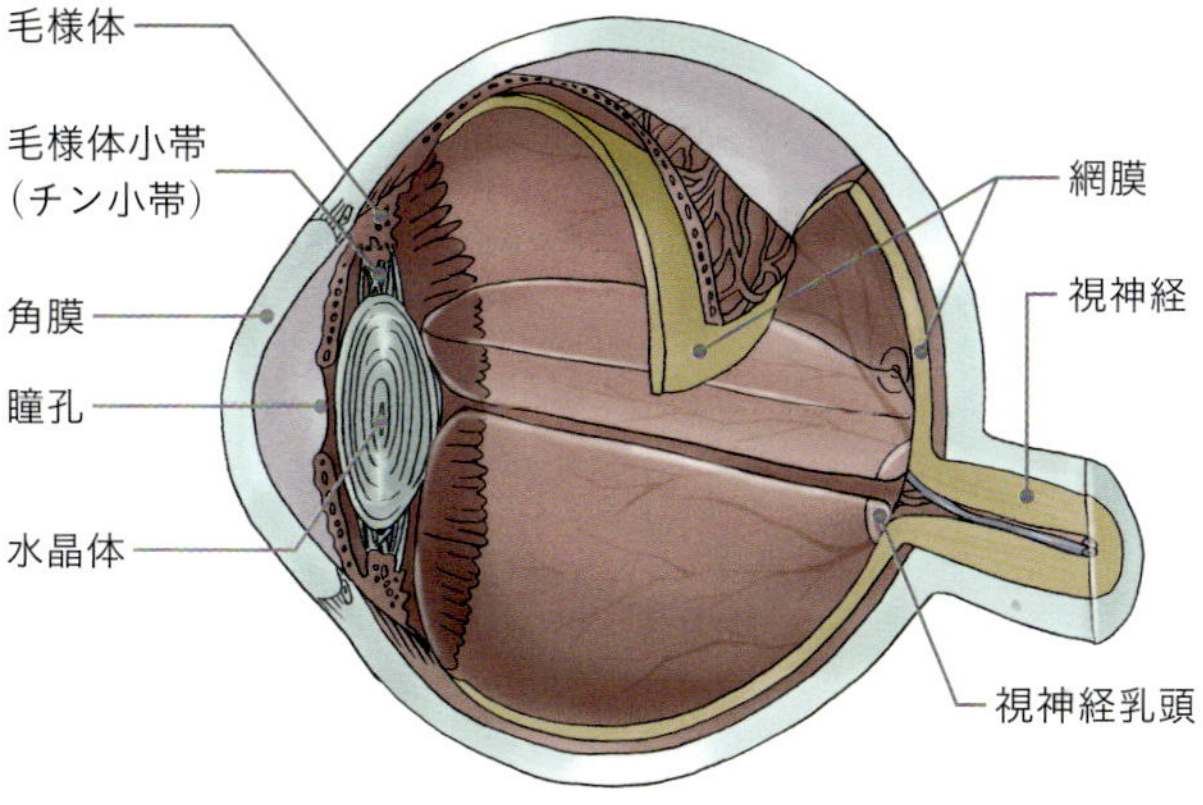

現代の眼球図

なぜ世界はあるがままに見えるのか?——自身にとってもっとも切実なこの問題をレオナルドは長く考究し、最終的に「眼球中央に球状のレンズが位置する」構造モデルにたどりつく。どうして私たちが知る「凸レンズ状の水晶体」ではなかったのだろう、じっさいに眼球解剖を試みれば、確かめられるはずなのに。「眼の人」の誤謬をめぐってさまざまな憶測いりみだれるなか、ひとりの解剖学者がレオナルドのレシピによる眼球解剖を追試した。その驚きの結果とは?

知りすぎていることは、しばしば人生に難題を投げかける。レオナルドのばあいも、「眼球の構造」に関する彼の研究が、長く曲がりくねった道をへて誤った結論にたどりついてしまったのは、視覚や光学についての知識がありすぎることが一因だった、といえるかもしれない。

視覚は、レオナルドにとってもっとも重要な感覚だった。あるいは見ることが彼の人生そのものだったといってもいい。なぜ見えるのか、という最重要課題を考えるにあたって彼はまず、瞳孔についての経験則から考察をスタートさせる。レオナルドは、①ヒトの瞳孔が周囲の明るさ／暗さに応じて縮小／拡大し、眼球内に入射する光量を調節していること、②瞳孔径の調節にはあるていどの時間を必要とし、それゆえ私たちは明るい屋外から暗い室内に入ったとき、しばらくのあいだものがはっきりとは見えないこと、を正しく理解していた（若いころ肖像を描いていて、このことに気づいたと「フォースター手稿II」に記している）。瞳孔径は、鏡に映して確かめればわかるとおり、通常の明るさでは直径2〜5ミリほどで、こんな小さな〝覗き窓〟から、なぜひろびろとした外界を見わたすことができるのか。

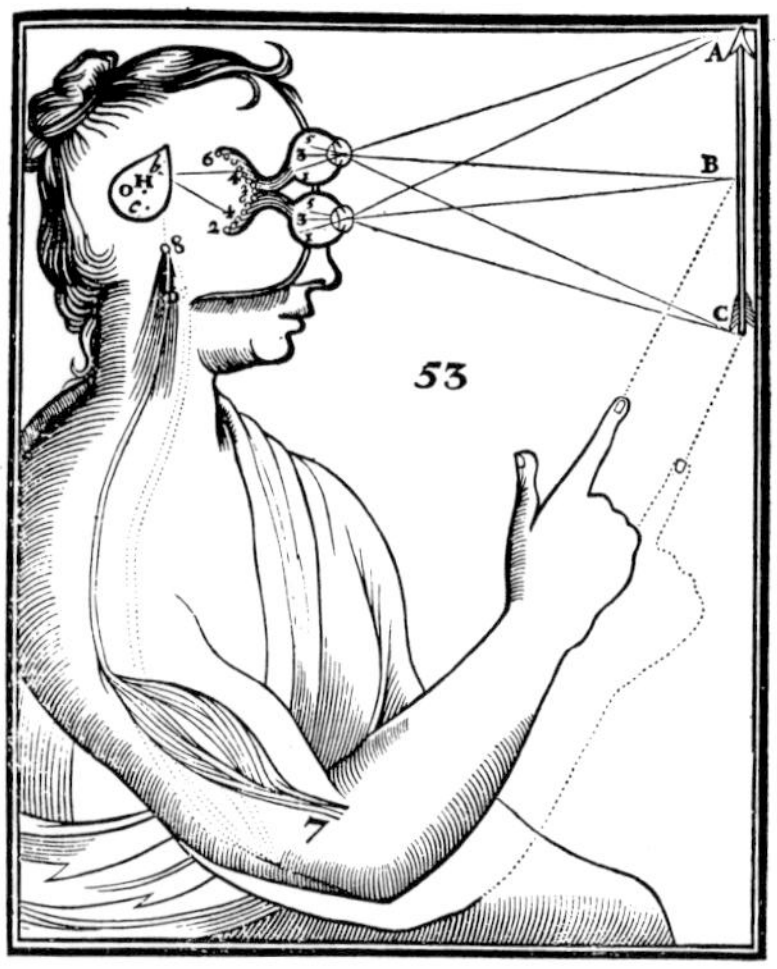

哲学者・数学者・自然学者デカルト（1596〜1650）が考えた視覚のプロセス。ものを見る主体は目ではなく精神であるという考えによる。ルネ・デカルト《視覚の過程》1664年

そこでレオナルドはカメラオブスクラすなわちピンホールカメラについての知識をもちだす。この光学装置をつかえば、屋外の風景——たとえば砂漠に立つラクダの姿を小さな針穴からみちびき入れ、手前のスクリーンに映しだすことができる。スクリーンに映ったラクダは、もちろん実物のラクダほど大きくはないけれど、針穴よりはずっと大きい。針穴の直径よりも大きな映像が、なぜピンホールを通りぬけられるのかといえば、ラクダの鼻先からくる光線とお尻からくる光線が、ちょうど針穴のところで交差して、スクリーンに左右が逆転した像をむすぶから。上方からの光と下方からの光も、同じように交差して、天地が逆転した像を映しだす。カメラオブスクラの機構をつかえば、小さな開口部から光線をとりこんで視角の広い大きなイメージが得られるけれど、映像の天地・左右は逆転してしまう。

眼球がカメラオブスクラと同じ光学システムによって

いるのだとすれば、視神経に入力される外界のイメージは倒立像になっているはずだが、誰もが知るとおり、私たちは世界を正立像で見ている。とすると、瞳孔のところで交差した光は、眼球内でもういちど交差して正立像をむすび、この正立像が視神経を介して脳に送られているのにちがいない。入射する光線の「二回交差」を可能にする眼球の構造とはいかなるものか。レオナルドは机上で光学的な考察をかさね「中央部に球状レンズ」のある眼球モデルにたどりつき、解剖学的にもこれが正解だと確信する。

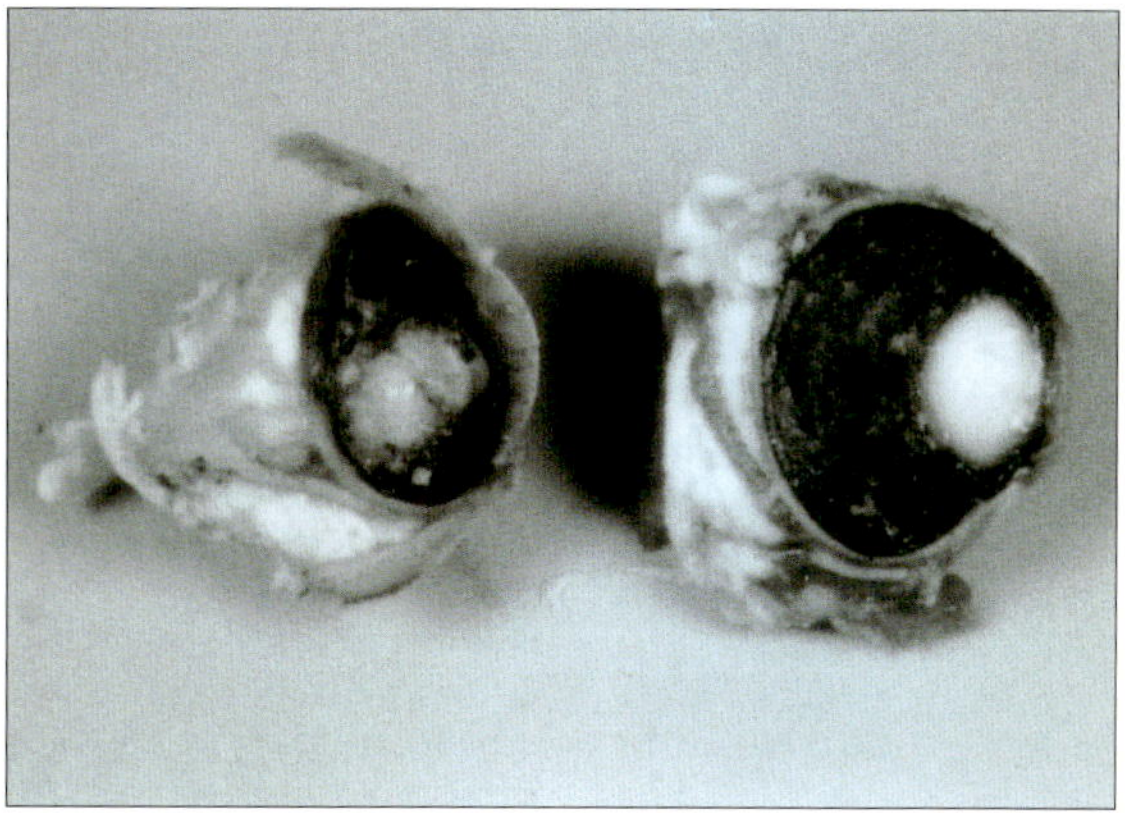

左はレオナルドの指示にしたがい加熱処理したウシ眼球の水平割面。水晶体が丸くぼんやりと中央に移動している。右の冷凍した眼球の断面では、水晶体は楕円形をたもっている。

じっさいに眼球を解剖するにあたっては、全体を卵白に浸し、蒸しあげ凝固させたのち、卵白と眼球とを水平方向に切るとよい、と「パリ手稿K」に記している。水平切断なら下半分の流動物質が流れだしたり、内部のパーツが移動したりすることなく、眼球の構造が確認できるというわけだ。しかし、もし彼がじっさいにこの方法で眼球解剖を試みたとすれば、瞳孔のすぐ後方に凸レンズ状の水晶体があることを確認できた、すなわち「球状レンズ説」が誤りだと認識できたはず。にもかかわらずレオナルドが球状レンズモデルを捨てなかったということは、実験手法を立案するだけで満足してしまい、じっさいには解剖を試みなかったのに相違ない。というのがレオナルドの眼球研究に対する、研究者たちの一般的な評価だった。しかし――。

2004年、解剖学雑誌「ヴェサリウス」にきわめて興味ぶかい論文が掲載された。ウェスト・ヴァージニア大学の神経生物学および解剖学名誉教授R・ヒルーワラが、レオナルドの手法にしたがってウシの眼球を解剖したところ、通説をくつがえすにたる結果が得られたというのである。解剖は以下の手順で進められた。

組織学の研究に用いる染色皿（長9・5、幅7・5、高6・0cm）に卵白を深さ1センチメートルまで入れて加熱、固化させる。この卵白ベッドの上にウシの眼球を安置し、卵白を注いで完全に覆う。皿ごと蒸し器に入れて卵白が固まるまで熱し、さましたのち取り出し、脳外科用のナイフで水平方向に両断する。するとなにがおこるのか。

水晶体は変形してぼんやりとした球状になり、眼球の中心部に移動していたのだ！　水晶体の変形は、そのタンパク質成分の80〜90パーセントをしめるαおよびβクリスタリンの膨脹によるものとみられ、これにより水晶体を固定する毛様体小帯の繊維が破断し、水晶体が移動したのだろう、と論文は書く。対照実験として同一個体のもういっぽうの眼球を凍らせて、水平面で切断したところ、レンズは楕円の形状をたもち、眼球の前方に位置したままだった。この論文に「もしレオナルドがフリーザーを持ってさえいれば」とサブタイトルがつけられたゆえんである。

ヒルーワラによれば、レオナルドは1487〜90年ごろ、眼球の中心に球状のレンズがあると仮定したうえで、瞳孔から入射した光線が2回交差して正立像をむすぶモデルをふたつ考案。①ブドウ膜による反射、②球状レンズから射出するさいの屈折——の両者を吟味して、①は入射角＝反射角の光学ルールと相いれないとして廃棄し、②が正しいモデルだと判断したという。視神経の断端の位置についても検討をかさね、1492年ごろには視神経がレンズに直結するモデルを、1500年ごろには網膜から視神経が起始するモデルを考察し、1509年ごろ解剖実験を試みた、と推定している。

たった1回の追試をもって、レオナルドが眼球の解剖を実行したと断言できるわけではないけれど、レオナルドの「球状レンズ眼球モデル」が近代的な解剖学の知識と相いれない点のみをもって「彼は眼球解剖を試みなかった」と断定することは、もはやできなくなった。レオナルドは1490〜93年ごろにはニカワで眼球を包み、生乾きの状態で切断せよとも記している。こちらの実験がどんな結果をもたらすかも知りたいし、加熱実験で変形した水晶体がつねに眼球中央に移動するかどうかも、さらなる追試で確認すべきだろう。レオナルドの解剖学を正しく評価するには、現在の解剖学知識をもって批判するだけではダメで、ヒトおよび動物の遺体と悪戦苦闘した彼の試行錯誤をあるていどまで追体験する必要があるというわけだ。

最後につけくわえておくと、眼球に入射した外界の映像は倒立している、というレオナルドの推論は正しい。この倒立像を視神経はそのまま脳に伝え、その画像情報を処理するプロセスで天地が逆転され、脳は外界を正立像として認識する。脳の画像処理能にはおどろくほどの適応力があって、アメリカの知覚心理学者G・M・スト視神経・嗅神経の示説。左右の眼球に発する視神経は頭蓋骨内に入って合流し視交叉をかたちづくり、その上側に一対の嗅神経が走る。

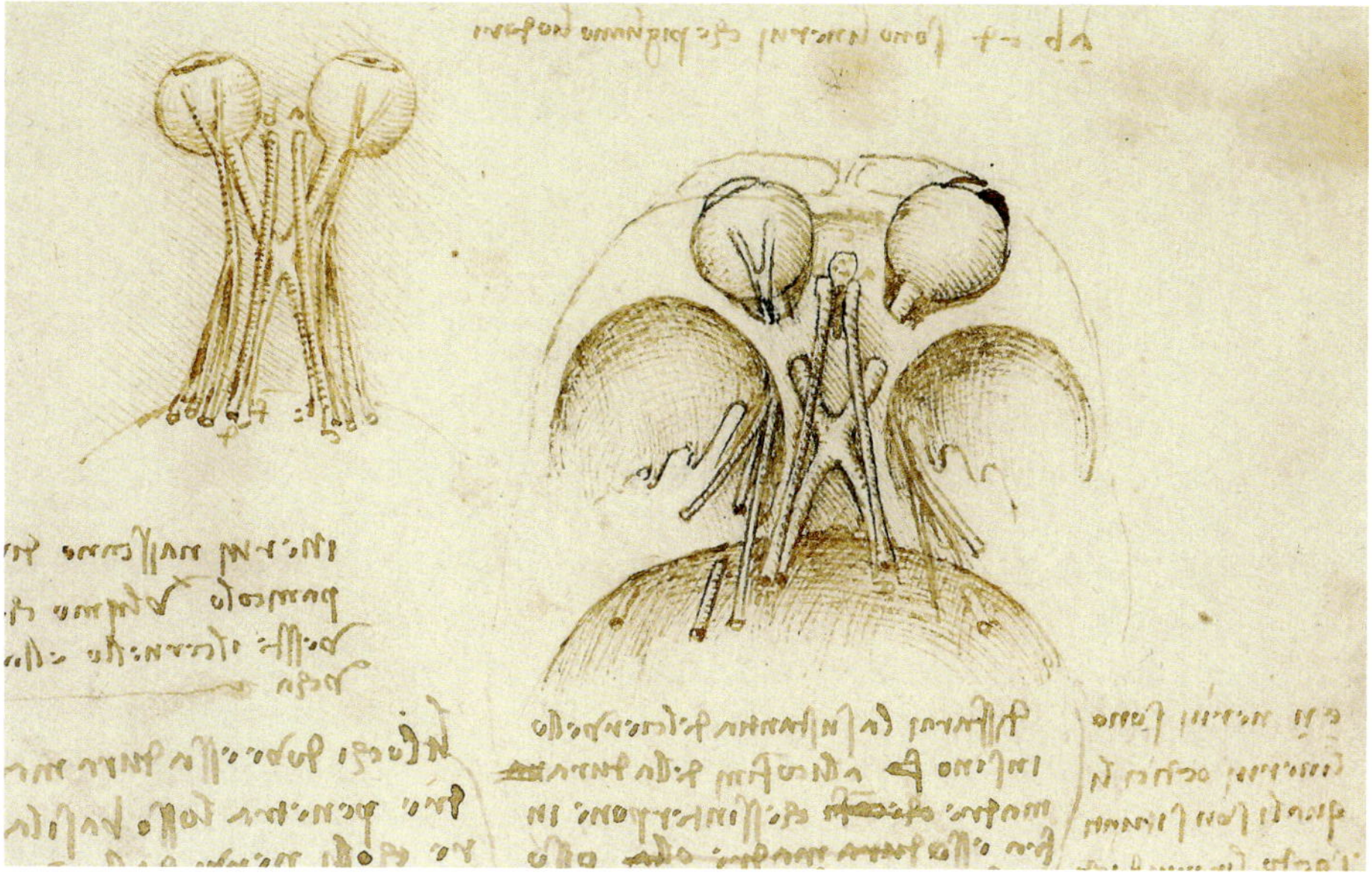

K&P55r RL19052r / 部分

ラットンは19世紀末に天地が逆転して見える眼鏡をかけて生活するという野心的な実験を試み、開始当初は吐き気や頭痛に悩まされたものの、2週間ほどで日常活動には支障がなくなることをみずから確かめた。実験用の眼鏡を外したのちは、さほど時間を要さずにもとの状態に戻るというけれど、危険な実験なのでぜったいに単独では試みないこと。

倒立像の問題はカメラでももちろん起こっている。現像ずみのフィルムやプリントは180度回転させるだけでたちまち解決できるが、一眼レフではカメラ内に入射した倒立像を再倒立させてファインダーに導く必要があり、45度傾斜ミラーとペンタプリズムが併用されている。単眼の天体望遠鏡でも目に映ずるのは倒立像で、しかし宇宙に関しては上下の位置関係は相対的なものゆえ、倒立はさほど問題にならない（じっさい南半球から眺める月面のウサギは、当然のことながら逆立ちしている）。これに対して双眼鏡で見る風景は天地が逆転しないし、バードウォッチング用の単眼望遠鏡でもおなじこと。それはなぜか？これらの問題について一度として考えたことがないのだとすれば、（レオナルドが知りすぎていたというよりも）あなた自身が視覚に対してあまりに無頓着にすぎる、というべきだろう。

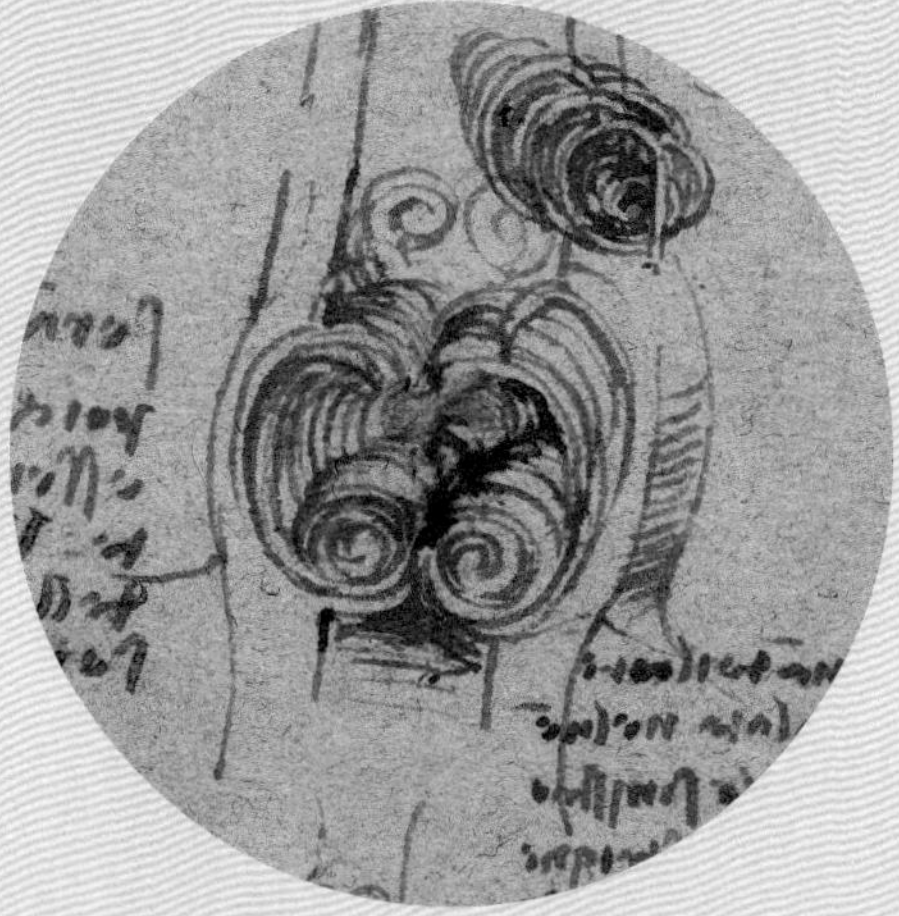

If only Leonardo had...

II

大動脈弁

500年後の証明

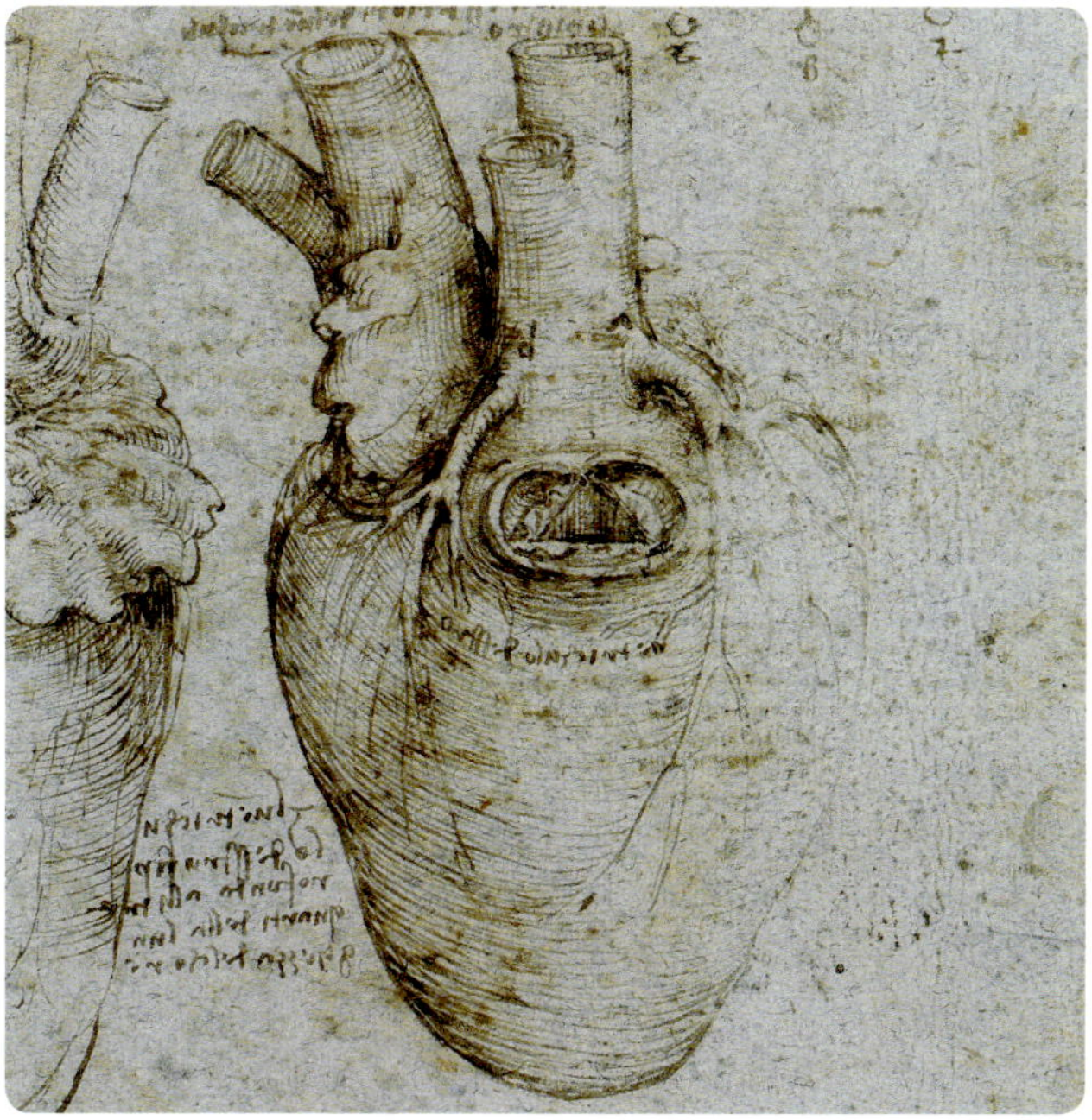

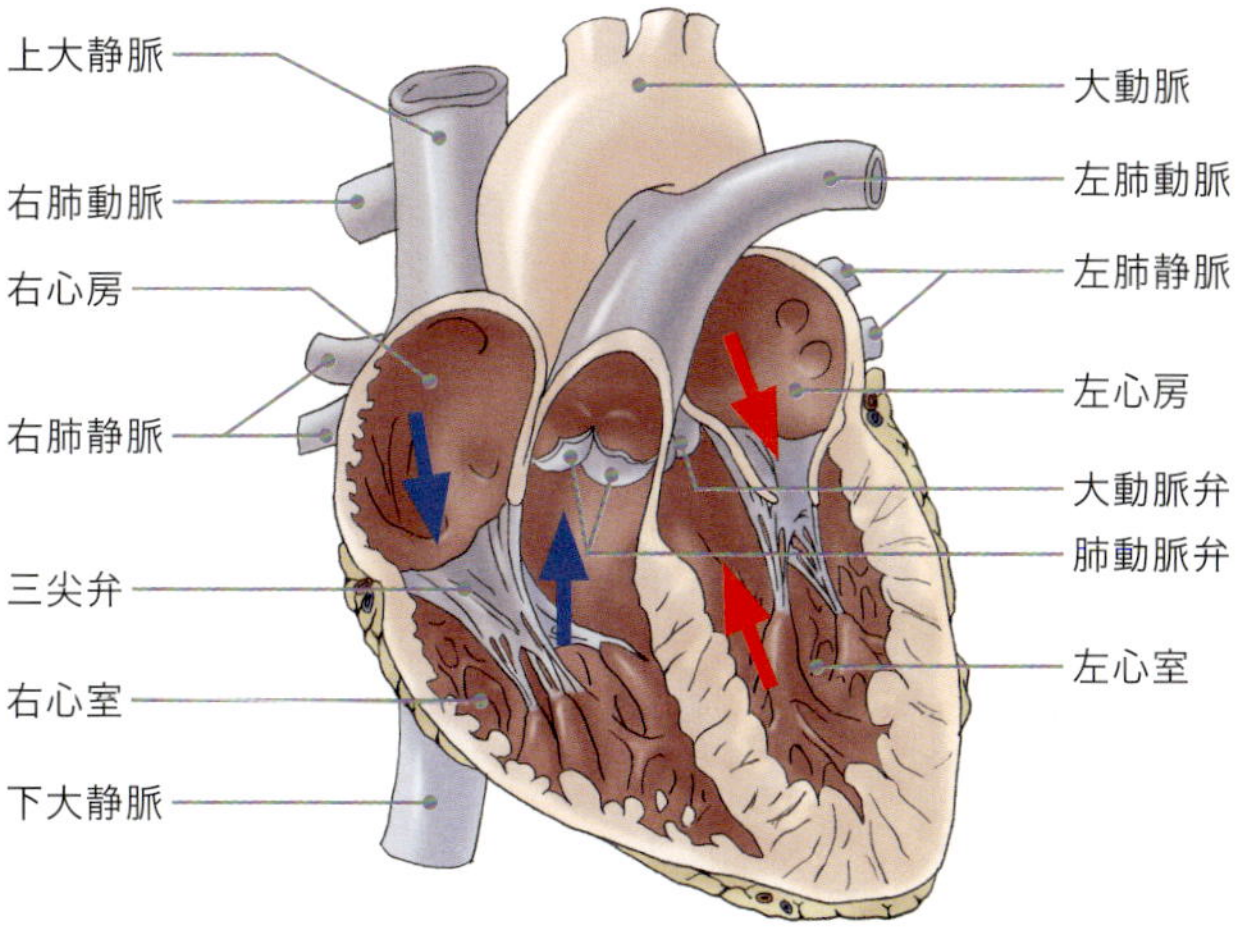

現代の心臓図

生命の根幹であるにもかかわらず、私たちは心臓について知悉しているとはいいがたい。たとえば心臓の大動脈の起始部には大動脈洞とよばれる「くぼみ」があって、しかしなぜそんな構造が存在しているのか、じつは20世紀にいたるまで研究者すら理解していなかった。例外はレオナルド。心臓に魅せられた彼はいちはやくこの構造に着目し、得意の流体力学を用いてその機能を推理する。高度な心臓外科の時代になってようやく見えてきたレオナルドの先駆的業績。

K&P115v RL19116v-17v / 部分

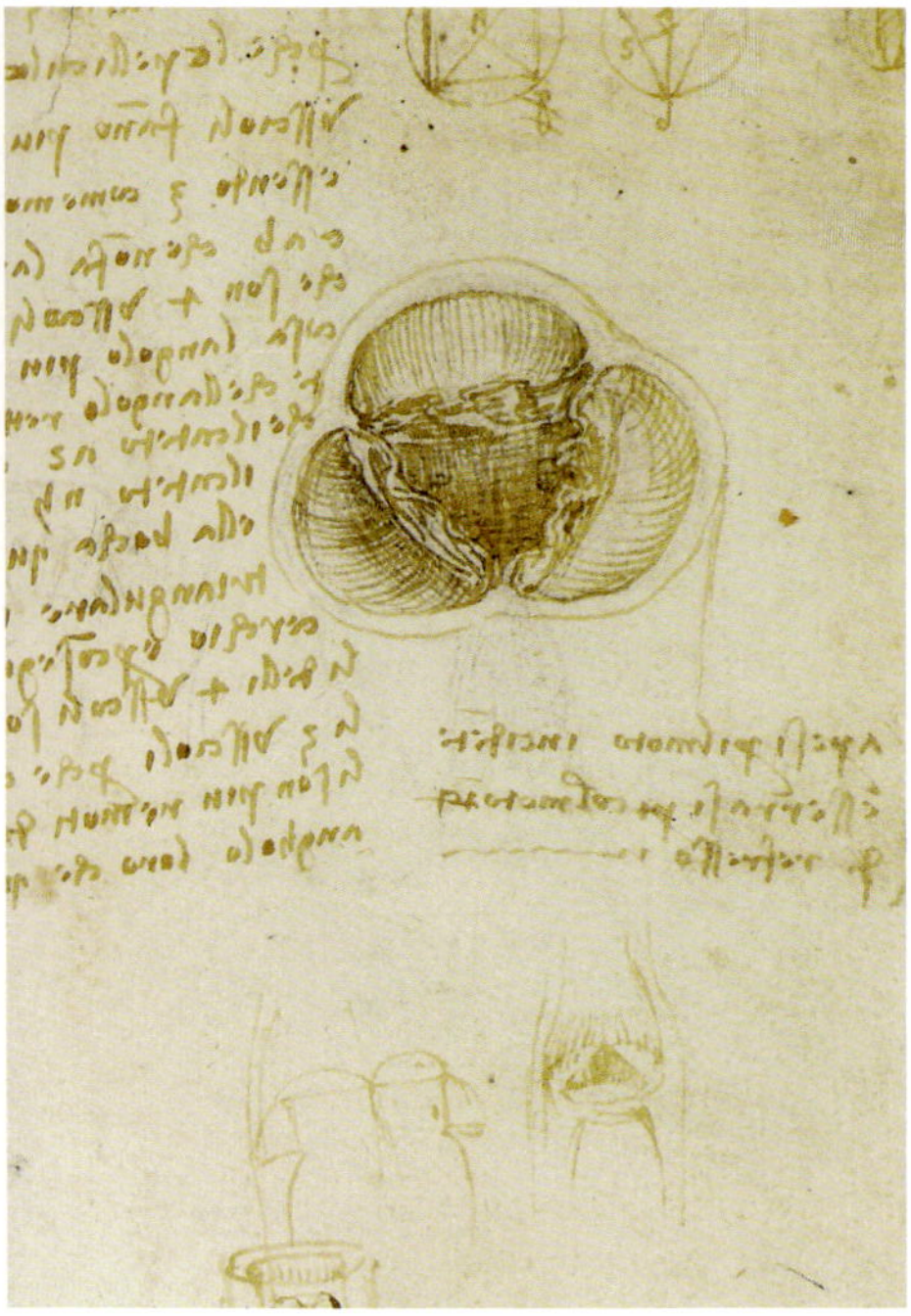

レオナルドの解剖学研究でもっとも驚嘆すべきは、大動脈弁の閉鎖メカニズムに関する成果だろう。

大動脈弁は左心室の出口（すなわち大動脈の入口）にあって、心臓から全身に送りだされる動脈血が逆流しないよう、心室の「収縮／拡張」とシンクロして「開／閉」をくりかえしている。わかりやすいアナロジーをあげるなら、灯油ストーヴ用のハンドポンプ。半透明のシリンダーのなかで小さな2枚の弁が、吸入・排出のモードに応じて「開／閉」をくりかえしている。ポリタンクから灯油を吸いあげるとき、タンク側のホースの弁は開き、給油ホース側の弁は閉じる。ストーヴに給油するときには逆に、タンク側の弁は閉じて、給油ホース側の弁が開く。弁は、自力で動くことはなく、ただ流れに身をまかせて開閉しているだけだが、一方向にのみ開いて逆流を許さず、ポリタンクからストーヴに灯油を「一方通行」させる重要な役割をになっている。

ヒトの心臓が血液を全身に送りだすのも同様の方式で、心室が収縮する「収縮期」には左心室内の圧力が高まるため弁は「開」いて血液を流し、心筋が弛緩して左心室がひろがる「拡張期」には、逆に大動脈内の圧力が高まるため弁は「閉」じて逆流を防ぐ。弁の両側の圧力差が弁の開閉を制御しているところは、灯油ポンプとおなじだが、じつはヒトの大動脈弁の閉鎖には、圧力とは別のメカニズムが関わっていることが、20世紀のそれも後半になって知られるようになった。

大動脈の起始部、つまり大動脈弁のすぐ上部の血管はちょっと変わった構造をしていて、単純な円筒状ではなく、膨らみをもっている。その部分の内腔には壁龕《へきがん》状《じょう》の窪みがあり、これを「大動脈洞」もしくは最初にこの構造を記載した17〜18世紀イタリアの解剖学者A・M・ヴァルサルヴァにちなみ「ヴァルサルヴァ洞」とよぶ。20世紀の血流力学があきらかにしたところによると、この大動脈洞の部分で小さな渦が発生し、動脈血のごく一部が逆流して洞の壁面にそって下降、大動脈弁（3枚の半月弁からなる）のつけ根に衝突して水平方向に転じ、この横方向の力が半月弁を伸展させ、血管の中央でぴたりと

上／大動脈弁を下流からみる。3枚の半月弁のつけ根が窪んでいるのは大動脈洞の底で、逆流した動脈血はここで横向きに流れをかえ、半月弁をソフトに閉ざす。

K&P171r RL19082r / 部分

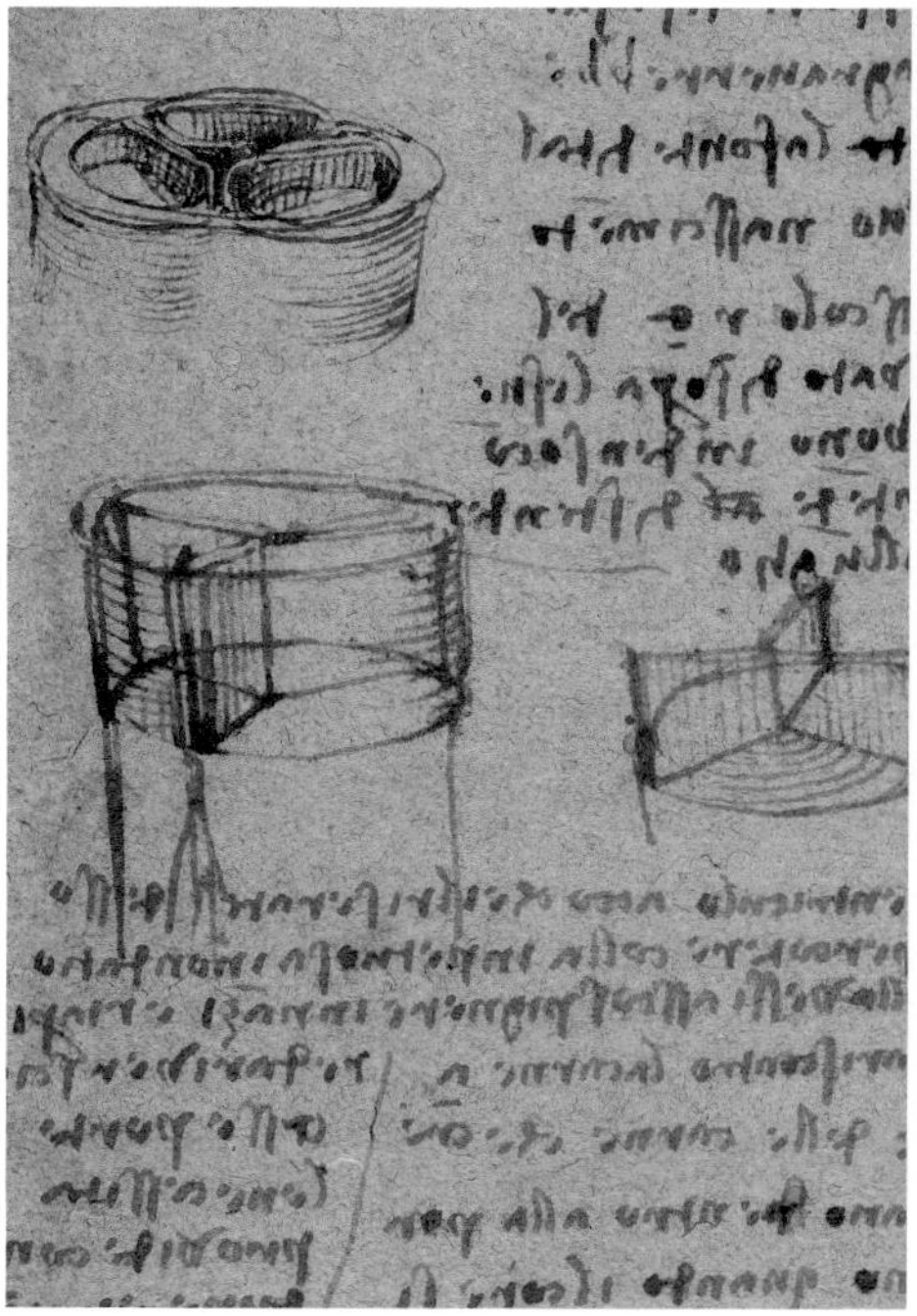

閉じさせる（大動脈洞の窪みは3カ所、円周を120度ずつ3分しており、3枚の半月弁と位置が揃っている）。大動脈洞の形状に起因するこのやさしい動きが、一生のあいだに30億回以上も開閉する大動脈弁を保護し、長もちさせているのだと現在では理解されているが、おどろいたことにレオナルドも、独力でまったく同じ結論に到達していた。なぜそんなことが可能だったのか。レオナルドの研究、および20世紀以降の大動脈弁の研究史についてたいへん見通しのよいパースペクティヴを与えてくれる論文がある（文献17）。これにもとづいて、レオナルドがなしとげた発見の意味を考察してみよう。

この論文によれば、大動脈洞がはたす役割について科学的に論じた最初のスタディは1912年のヘンダーソン&ジョンソン「心臓弁閉鎖のふたつのモード」だという。この論文では、水力学モデルを用いて、大動脈弁の閉鎖が（それまで信じられていたような）急激なイヴェントではないことが示された。心室内圧の急峻な低下のみが弁を閉じさせるのではなく、血流の減速にしたがって大動脈弁の弁尖が、中心にむかってゆるやかに閉じていくのである。これにつづく成果がもたらされるのは、くだって60年代から70年代にかけてのことで、複数の研究者が模型による実験で大動脈弁の閉鎖機構をたしかめた。なかでも重要なのは72年のベルハウスのスタディで、大動脈起始部の模型をつくってパルス水流を流し、弁の動きと水の流れを高速度カメラで撮影し解析した。これによりベルハウスは、大動脈洞で渦が発生し、動脈血の一部が洞壁にそって逆流、大動脈弁のつけねで水平方向に転じることを確認、このとき弁尖にかかる側方からの圧力が、中心部にかかる上方からの圧力を凌駕する結果、収縮期が完了する前に弁が閉鎖するとした。とすれば、弁が閉鎖する過程での血液逆流は最小限にとどまるにちがいない。

いっぽうレオナルドは大動脈弁の閉鎖メカニズムについてどう語っているのか。手稿から関連の記述をひろいだしてみよう。

大動脈弁を閉鎖させるのは、拡張期に上方から逆流し

上／心臓のガラス模型用の人工半月弁のデザイン試案とみられる。レオナルドは3枚弁と4枚弁の中心角と弁尖の長さを検討し、3枚弁のほうが優れていると結論づけた。

てくる動脈血ではありえない。というのは〈血液が、まくれたり、襞になったり、皺寄ったりした心臓の扉を再び衝撃したとすれば、その血液は上から圧迫してのしかかり……膜の先端をその起始部に対して押し下げることになるからだ。……上から押されて折れ曲った膜は……折り重なって密着してしまうだろう／K&P171r〉[A]。ではなにが大動脈弁を閉ざすのか。左心室から大動脈に押し出された血液の一部は大動脈洞の壁にあたり、〈渦状運動によって、下方へ向きを変え／K&P115v〉[A]、洞の底部すなわち膜のつけ根を打って、大動脈の中心へ向かう。〈こうした衝撃を受けると、膜は直ちにその皺が伸びて拡がり、反対側の扉にもたれかかる〉[A]。対向する扉も〈相対する側の勢いによって相会し、よりかかる〉[A]。こうして3枚の半月弁は〈密着して閉じ、突進力は螺旋運動に変り、自《おのず》からつきる／同前〉[A]。つまり逆流した血液の衝撃をうけて弁尖は中心方向に伸びてゆき、3枚の半月弁はぴたりと閉じ、そうして3方向からくる横向きの小水流の勢いは中心部で出会い互いに打ち消しあう、ということだ。なんとみごとな推論ではないか。

　ひとつお断りしなければならないのは、右に掲げたのは2枚の紙葉のテキストからの恣意的なパッチワークであることで、レオナルド自身が最終結論として語った内容では残念ながらない。しかしこう読み解いても拡大解釈にはあたるまいと確信できるのは、これらのテキストに添えられた弁や渦水流の図が信じられないほど正確であることによる。たとえば大動脈弁の開／閉それぞれの状態を水流中で撮影した20世紀の写真と、16世紀のレオナルドのスケッチを較べてみるといい（文献01の388頁を見てほしい。びっくりすること請けあいだ）。あるいは大動脈洞の内壁に沿って渦巻流が発生し、この流れに押されるように大動脈弁が中央に押し拡げられるようすを描いた図。これらを見れば、レオナルドが渦巻流や弁の動きをチェックしながら描いたことがほぼ確信できる。じっさいレオナルドは、右の2枚の紙葉で大動脈洞内の渦巻流を観察するための実験を立案しているのだ。

①ウシの大動脈に溶けた蠟を流しこみ、固まったら周囲を石膏で覆い、蠟を溶かす。

②できあがった雌型《めがた》の内側で薄い吹きガラスを膨らませ、大動脈の形状をうつしとったガラス模型をつくる。

③皮革などで弁をつくって大動脈模型の起始部にとりつけ、水を流す。このときアワなどの微小な種子をつかえば、窪みの部分で渦が生じるのが観察できる。

　レオナルドは、ほんとうにこの実験を試みたのだろうか。じつのところ研究者たちのあいだには、否定的な見解がむしろ強い。ガラス管を作成する手間もさることながら、人工の弁を精緻に制作できたとは考えにくいから。

しかし、なにごともじっさいに確かめてみなければわからない。カリフォルニア工科大学のM・ガリブらは、レオナルドの指示書に準じて大動脈のガラス模型を制作し、パルス水流を用いて、洞の部分に渦巻ができるのを確認、これらの結果と手稿の「渦の図」を比較して、レオナルドが模型を作成した可能性はじゅうぶん支持されうると結論づけた（文献22）。たしかにガリブらの装置内で発生した渦巻流（微粒子マーカーによる水流図、および装置内の速度マップ）と、手稿に描かれた渦巻流の図はきわめてよく似ているのだ。

レオナルドは水流についても数多くのデッサンを残している。川床に板を打ち込み、流れがどのように変化し、どのような渦ができるかを観察し、あたうかぎり正確にこれを描写する。こうした実験を、大動脈洞についても試みた可能性はある。たとえば左心室から大動脈にかけての「水路模型」をつくるなどして、洞構造が渦逆流をうみだすことを確認し、そのうえで大動脈弁研究の最終ステップとして、ガラス模型による実験を立案したのではなかったろうか。じっさいに3次元模型を作成したかどうかはわからない。が、独自の研究を着々と進めてきたレオナルドがその成功を確信していたことは、まずまちがいのないところだろう。

灯油ポンプとヒトの心臓は同じ原理だと述べたが、弁の性状は大きくことなっている。ヒトの心臓弁は柔らかくてひしゃげやすく、1枚の弁で逆流を防ぐには強度がたりない。おそらくこれが、3枚の半月弁と大動脈洞によるシステムが採用された理由だろう。右心室の出口にあたる肺動脈弁のすぐ下流側にも、大動脈と同様に「肺動脈洞」がある。3枚の半月弁のつけ根にあたる3カ所が壁龕状に抉れているところも同じで、それゆえ半月弁と（大血管起始部の）洞構造はセットで進化したものとみてよさそうだ。灯油ポンプのシリンダー起始部と弁を「大動脈仕様」にかえた「ヴァルサルヴァ型ハンドポンプ」が開発・市販されれば、私たちの体内でどれほど精妙なメカニズムが働いているか、またレオナルドの業績がどれほど画期的であったかが、よりひろく認知されるのではあるまいか。

レオナルドは心臓の鼓動が間歇的《かんけつてき》な動きによること、脈拍がこれに同調していることを理解していた。心臓がポンプ式であるため、動物の血流はすべて拍動流だが、心臓手術時の体外循環や、埋め込み式人工心臓では連続流式の（つまり拍動のない）血液ポンプも使用されている。私たちの身体は拍動流に適応して進化したはずだけれど、心臓外科の進展により、連続流でも身体的変調は生じないことが、経験的に確認されつつある。

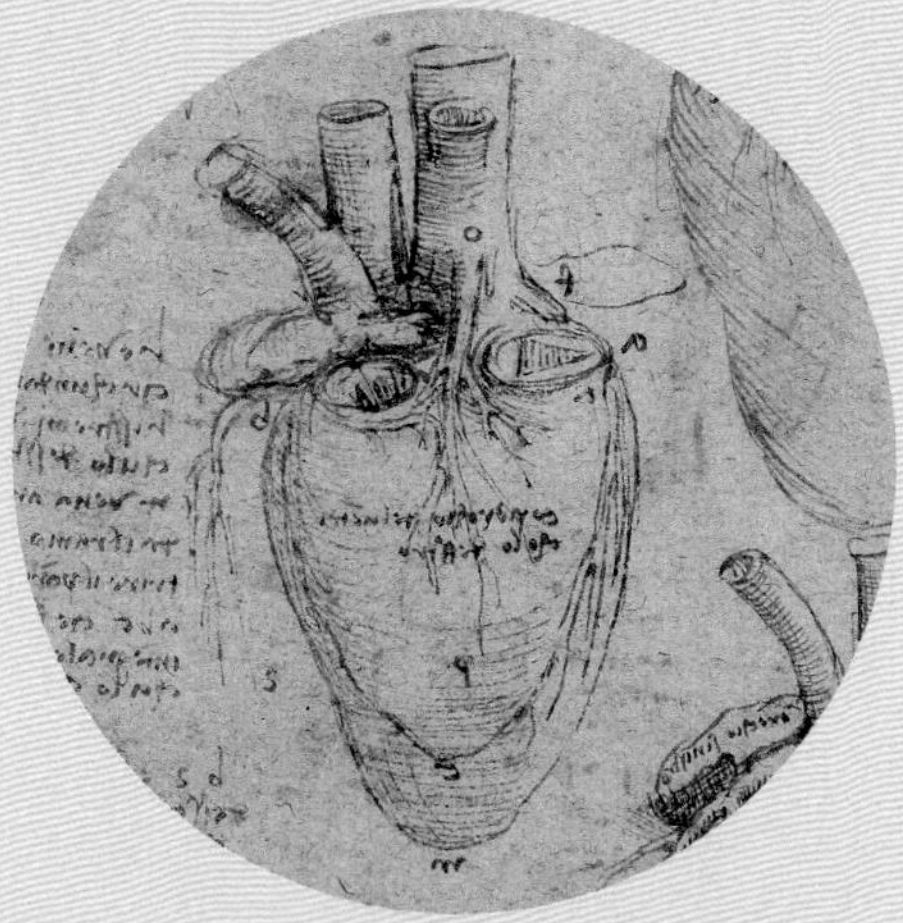

IF ONLY LEONARDO HAD...

III

気管支循環

500年後の異論

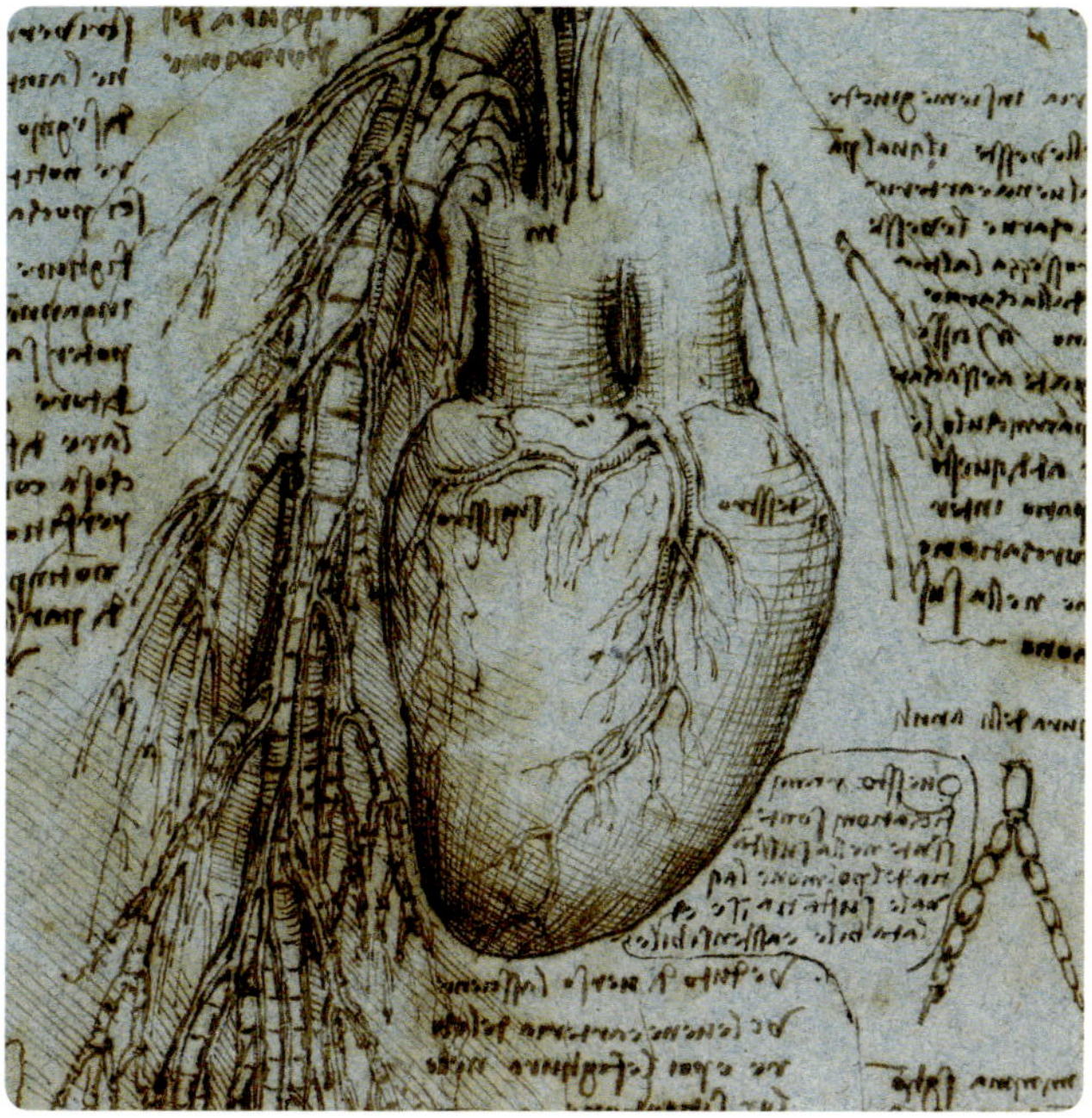

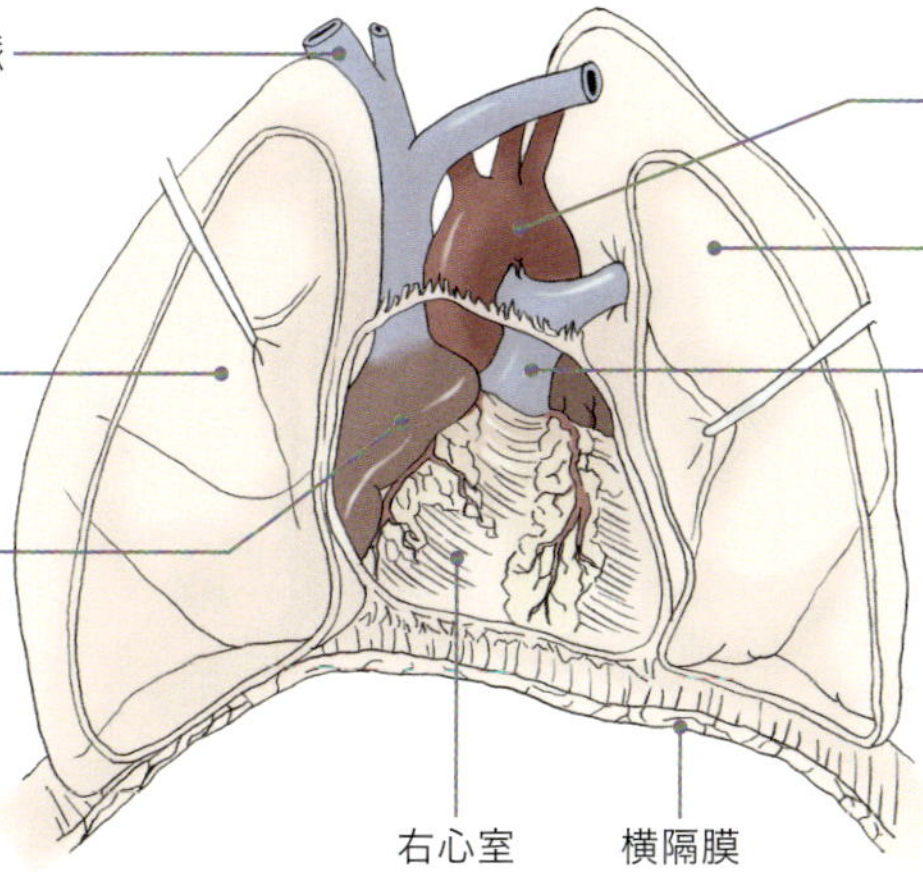

現代の心肺図

解剖学者レオナルドはめぐまれた研究環境にいたわけではない。人体解剖を許される機会も少なく、また研究の刺激となる競争相手もいない。晩年の心臓研究も、主としてウシの解剖にもとづくものだった。剖出した心臓および気管支を描いた図はみごとなできばえで、美術史家にも解剖史家にも高く評価されてきたけれど、その描写がどれほど正確かは、実地解剖で確かめるまで評価できない。現代の研究者がじっさいにウシの心肺組織を解剖してわかったことは?

肺には二種類の血液循環系がある。肺循環と気管支循環だ。まず肺循環から説明しよう。

全身からもどってきた静脈血は、心臓・右心系から肺に送られ、そこで二酸化炭素と酸素の「ガス交換」が行なわれ、動脈血としてふたたび心臓・左心系に帰り、左心室から大動脈をへて全身に送りだされていく。すなわち大静脈→右心房→右心室→肺動脈→肺（ガス交換）→肺静脈→左心房→左心室→大動脈、と血液が流れていく道すじの「→肺動脈→肺→肺静脈→」の部分が肺循環で、全身に酸素と栄養を供給する血液循環システムの「かなめ」となるものだ。

いっぽう気管支循環とは、気管支そのものを栄養する気管支動脈と、その復路である気管支静脈からなる。気管支を構成する細胞も生きており、とうぜん酸素や栄養を必要とする。そのための血管系だから肺循環にくらべて血流量は少なく、血管もずっと細い。

このふたつの血液循環系があることを念頭において、レオナルドが描いた心肺解剖図［83頁］をながめ、かつそこに添えられた彼のテキストを読んでみよう。

〈君は、気管［支］を栄養し生気づけている第一段階の微細な静脈と動脈［気管支動静脈］、およびそれらを包み込んでいる第二段階の静脈と動脈について観察し、その第一および第2の静脈と動脈の間に、いかなる物質が介在しているのか、また自然がこの装置に動脈と静脈を上下に二重に配置して、同一の器官を栄養するようにしたのはなぜかについて考察しなければならない。これについては、それは気管と肺を栄養する必要があったからだと答えることができよう／K&P162r A〉

動静脈の「二重の配置」や「気管と肺を栄養」といった文言に着目すれば、「微細」な血管が気管支動静脈をしめしていることはまず疑いないところだろう。カナダの動物学者J・P・マクマリックが1930年の著『解剖学者レオナルド・ダ・ヴィンチ』で「レオナルドはおそらく気管支循環を発見した」と記したのは無理からぬことだったといっていい。慎重な彼は「おそらく」と若干の留保を忘れなかったが、マクマリックの見解が後続の研究者に踏襲されるうちにそのニュアンスは失われ、20世紀後半になるとレオナルドが気管支循環を発見したことは、ほぼ定説となっていた。ほんとうなのだろうか。

1992年、米国ジョンズ・ホプキンズ医学研究所の研究者ミツナー&ワグナーがこれに異をとなえる論文を発表した（文献18）。彼らはレオナルドの素描の血管走行のようすや記述の内容に疑問をもち、じっさいにウシの解剖をこころみて、〈レオナルドは気管支循環の解剖学

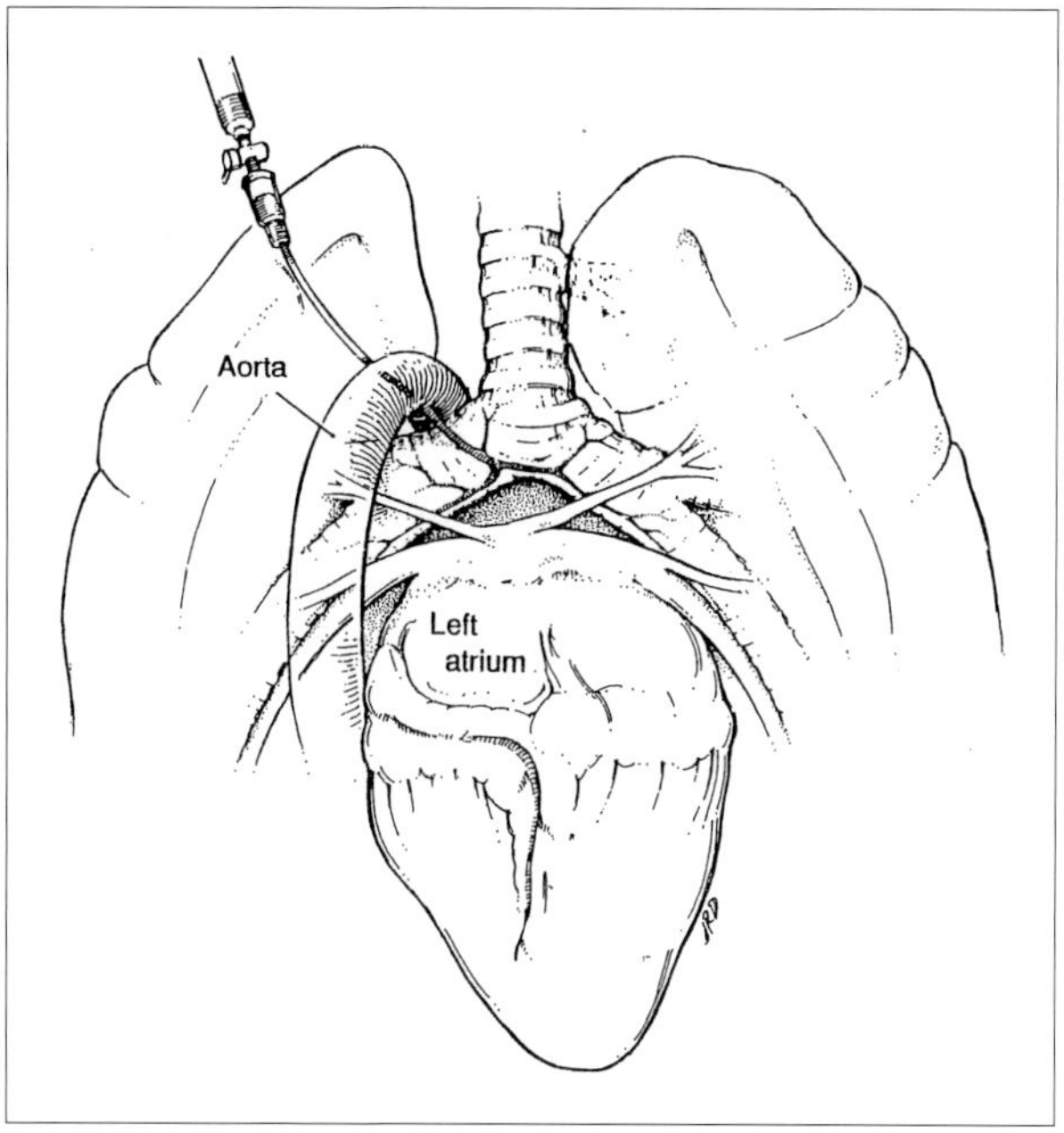

ミツナー＆ワグナーの論文に掲げられた、実際の解剖写真に基づく心肺と血管の図。レオナルドの手稿にはない大動脈がはっきりと見える。「aorta」は大動脈、「left atrium」は左心房。

を記載しなかった〉との結論をみちびいた。その論点を紹介する。

ふたりの研究者は地元ボルティモアの畜殺場から3頭の牡ウシの心肺組織の提供をうけた。規則により部外者には摘出手術が許されていなかったからだが、もしかするとレオナルドもこのプロセスは手慣れた専門家にまかせて、自分は心臓および肺の解剖に専念したかもしれない。ウシやブタまるまる1頭の死骸と格闘するよりも、部分サンプルをもらって研究するほうがはるかに簡単で効率がいい。研究者たちがレオナルドの手稿と比較しつつ解剖をすすめてあきらかになったのは、以下の点だ。

①ウシの気管支動脈は約600キログラムの体重から想像されるほど太くはなく、ヒツジ（体重約30kg）の倍ほどしかない。このため研究者たちは血管内にコントラスト剤を注入して解剖をすすめ、その走行を確認した。

②ウシの肺静脈は特異なパターンを示し、上方にむかう細い脈管と下方にむかう太い脈管の2系統がある。気管支の分岐パターンじたいが他の種に比してユニークであり、これにそって肺静脈が走行するためとみられる。

これらの所見からなにがわかるだろうか。①についていえば、細い脈管を識別しやすくするコントラスト剤が解剖に導入されるのは17世紀半ば以降のことで、これを用いずにレオナルドが気管支動脈を剖出できた可能性はそうとうに低い。

いっぽう②から、レオナルドが目視した「二段階」の動静脈セットが、じつは大小2系統の肺静脈であった可能性が指摘される。これが肺静脈であれば心臓の左心房に流入するはずで、とすると解剖手稿の図中にmと記されたシリンダー状の部位は、心臓から発した大血管のようにもみえるけれど、じつは左心房であったことになる。ミツナー&ワグナー論文によると「左心房の脂肪層は、上行する血管のようにみえる」といい、ならばレオナルドは「見たまま」を描き、それを後代のレオナルド研究者が「大動脈」とみなし、そこから分岐する支脈を気管支動脈と解釈したのであった、ということになろうか。論文に掲載された写真やイラストと比較するとわかることだが、レオナルドは図中にほんらいあってしかるべき大動脈（大動脈弓および下行大動脈）を描いていない。気管支動脈はその大動脈から分岐するのだから、たとえレオナルドが気管支動脈を発見したとしても、その起始部を図中に描きこむことはできるはずもなかったのだ。では彼は、いったいなにを目撃し、どのようにそれを解釈したのだろうか。

レオナルドは、ウシの気管支にそって2セットの動静脈が走っているのを発見した。自然は最短のコースを好み、無駄を嫌う——との信念をいだく解剖家の目にはいささか奇異にうつるが、そうなっている以上は、なにか理由があるにちがいない。そこでレオナルドはこう考える。もし1本の太い〈動脈性静脈〉で肺と気管の両方が栄養されていたとすれば、〈気管はその長さも太さも増えたり減ったりするのであるから、その運動を著しく妨げずに気管と結合していることはできなかったはずである。従って、こういうわけで自然は、気管にその生命と栄養を維持するのに充分な動脈と静脈を与え、さらにこの気管からいくらか離した別の太い枝で、肺の実質を一層都合よく栄養するようにしたのである／K&P162r[A]〉。

レオナルドの解剖学を評価するうえで気をつけねばならないのは、彼の学んだバックグラウンドが中世の解剖学であったこと、にもかかわらず彼がきわめて細心な観察者でときに時代を超越した発見をさらりとなしとげてしまうこと、ヒト以外の動物を研究対象とし、しばしばキマイラあるいはヌエ的な解剖図を描いたこと、図に添えたメモには単なる思いつきもあれば、きわめて慎重な考察もある、などなど……。ようするにさまざまな可能性についてじゅうぶん吟味せずに、彼の解剖手稿を正確に読み解くことはむずかしいのだ。

この図がヒトではなく、ウシの心臓を描いたものであることを、多くのレオナルド研究者は知っていた。しかしウシの気管支動静脈が大きな図体に比して相対的に細く剖出しにくいこと、その気管支の分岐パターンがユニークであることまでは、承知していなかったのではあるまいか。ヒトの解剖学に精通しているだけでは、レオナルド解剖学は評価できないということだ。金沢大学でながく解剖学を講義した山田致知教授は、キール&ペドレッティ版『解剖手稿』の日本語版（文献01）で、図中のmが左心房である可能性を指摘し、また〈彼の解剖学も追試できる問題は追試する必要があろう〉[A]と書いている。卓見というべきだが、残念なことにこの提言が実行に移されるまでに10年もの月日が流れてしまった。そうして、レオナルドの解剖学で追試されるべき課題はほかにもまだ残っているのである。

なおこの紙葉には、ほかにも注目すべき記述がある。ひとつは気管に観察された〈くるみの殻のような外皮〉に関するもので、〈軟骨性でしかも胼胝《たこ》ぐらいに硬いので、それによって気管の破裂が防がれる。そしてその内部には、塵や水っぽい体液が付着している／K&P162r〉[A]とある。キールはこれを「結核の空洞」と考え、ミツナー&ワグナーは「気道に形成された軟骨性の膿瘍か」と書く。いずれにせよ、気管の病理所見としてはきわめて早い記載例といっていいだろう。

もうひとつは〈空気が気管〔支〕を経て、いささかなりとも心臓内に侵入することは不可能に思われる〉との指摘。レオナルドはこれにつづけて〈なぜなら、気管を膨らませてみても、そのどの部分からもいかなる分量の空気も漏れることはないからだ。その原因は、気管の分岐の全体を包む緻密な膜にある。……気管の分岐は、次第に極く微小な枝に分れて行くが、それとともに極く微小な静脈〔血管〕の分岐が、常時接触しながらその末端まで伴行している。しかし、気管の中に閉じ込められた空気がその細い枝から吹き出して、これらの静脈〔血管〕の最も細い枝の先端に入り込むようなことは、この場所では起らない〉[A]と書く。ガレノスやモンディーノの解剖学では、肺に吸入された空気は肺静脈を経由して心臓に入ると考えられていたのだから、この実験の成果はきわめて斬新かつ貴重。じつのところ肺胞呼吸の本質にかかわるとてつもなく先進的な発見なのだけれど、彼は〈しかし、この点については、私が現在行なっている解剖を見終えるまで、私の説を全面的に肯定するのを差し控えよう〉[A]と引いてしまうのだ。嗚呼。

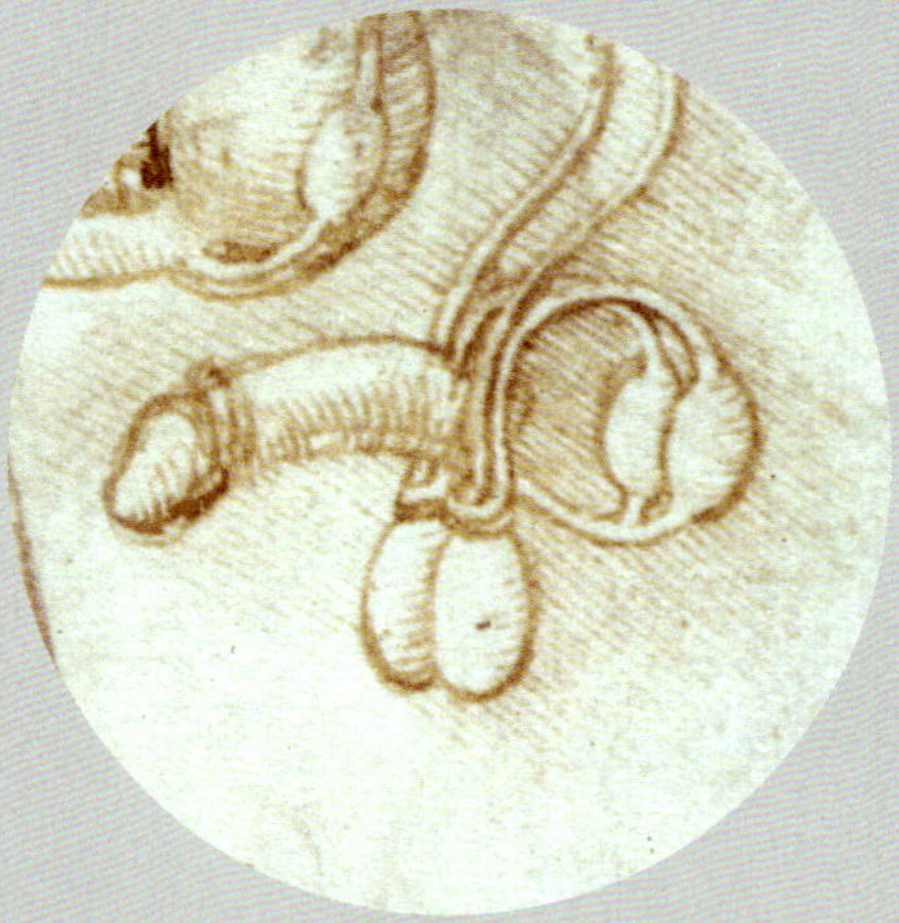

IF ONLY LEONARDO HAD...

IV

性交解剖図

現代の後継者たち

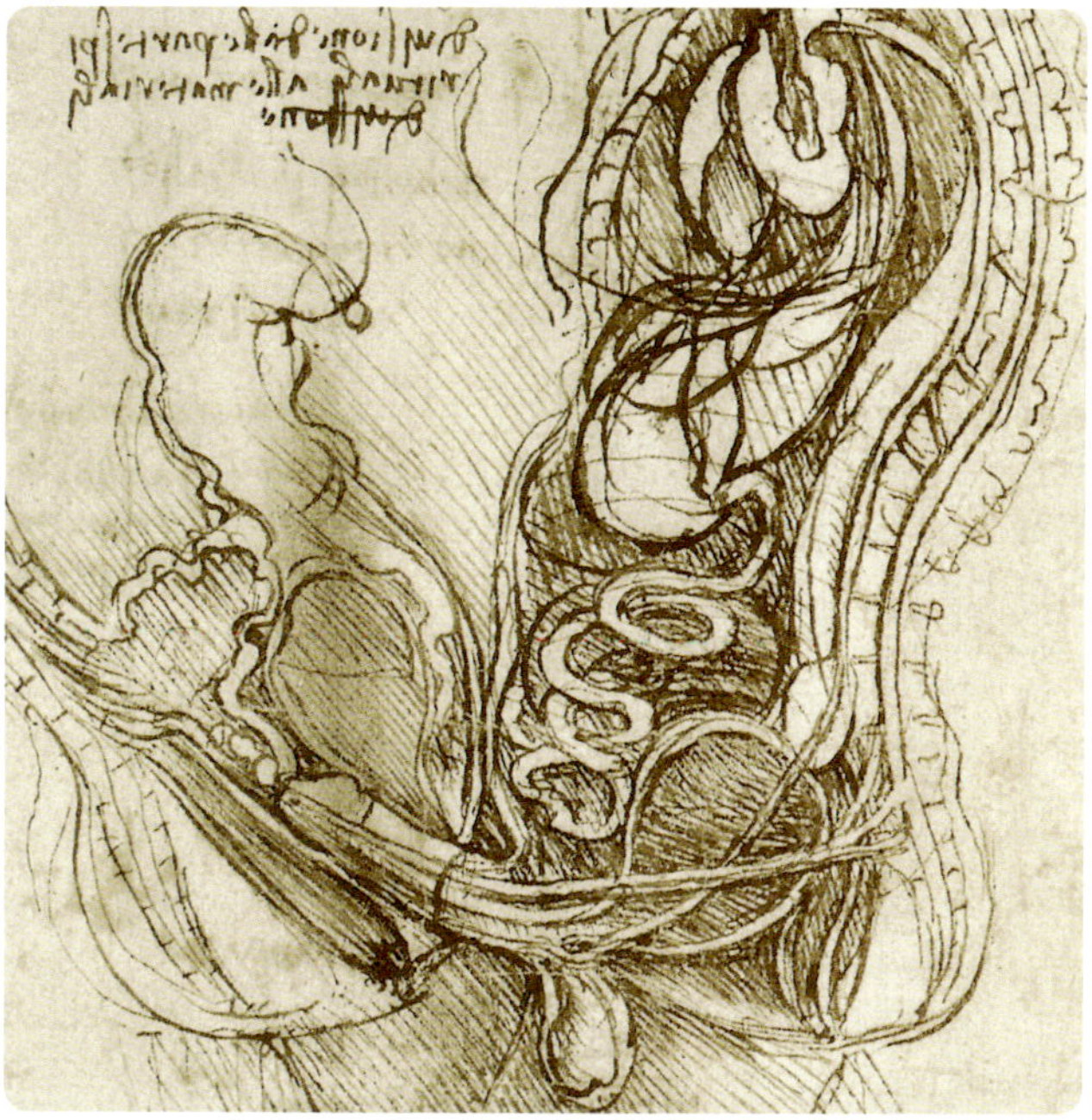

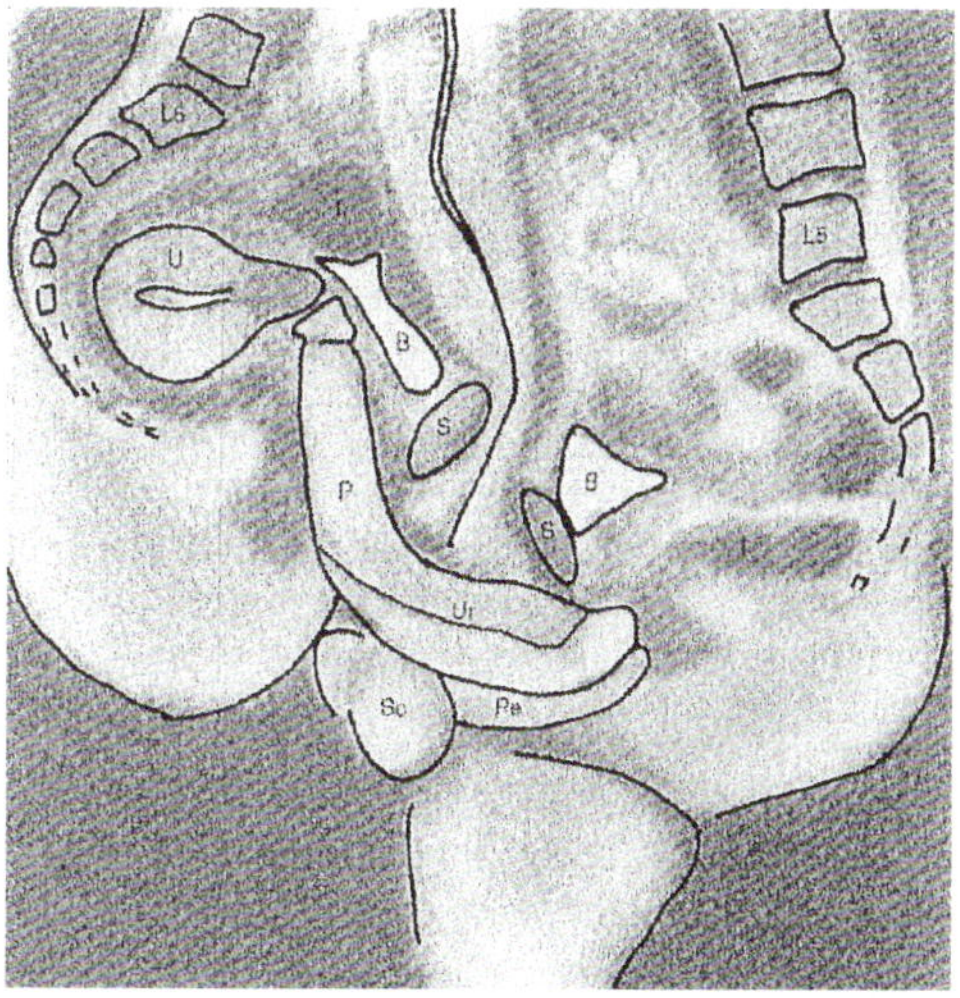

1998年の性交図（MRIで撮影）

マルチスライスCTや3D超音波など画像診断技術は日進月歩。いまやお腹のなかの胎児の動作がリアルタイム動画で観察できる。このハイテク技術をつかえば、かつては想像でしか描けなかった人体内部の構造図が比較的かんたんに、迫真のリアリティをもって描出できるにちがいない。そこで上2点。ご存じレオナルドの《性交解剖図》とその500年後のMRI画像だが、研究者たちが撮像に成功するまでには、なんと8年にもおよぶ苦難の道のりがあったのだ。

性交する男女を断層図で見せるという《性交解剖図》の画期的な手法は、その後の解剖学ではながらく忘れられていたが、ようやく1933年になって後継者があらわれる。米国のR・L・ディキンソンが、最新の解剖学知識を援用して精妙な性交断面図を作成したのである。その図では子宮の形状も輸精管の走行も、たいへん正確に描かれているようにみえるけれど、透視画像や断面標本にもとづくものではなく、想像図にすぎないことは《性交解剖図》とかわらない。ほんとうにこれが、男女の性的いとなみの真実の姿なのだろうか。生理学者たちがそれを確認できるようになったのは、超音波診断やMRI（磁気共鳴画像）が普及した1990年代のこと。しかしレオナルドの図と比較できる成果がえられるまでには、多くの困難が待ちうけていた。

1991年、オランダのフローニンゲン大学の研究者たちがこの課題に挑戦したのは、レオナルドやディキンソンの図の正確さを確認するほかに、MRI装置の画像化能力の限界を調べるというテクニカルな意味あいもあったという。彼らは病院当局を説得し、診察業務のない土曜日に施設を使用する許可をとりつけ、さらに実験の企図を理解し協力してくれるボランティアを探しだした——ところまでは順調だったが、その後は苦難の道を歩むことになる。当時の装置は磁場強度が1・5テスラと低く、撮像には52秒を要し、得られた画像には被験者の動きによるブレが出て、まったく使いものにならなかったのだ。2年後の再実験も同じ原因で失敗し、研究者たちは周囲から、いかがわしい研究は失敗して当然だよ、的な冷やかな視線をあびせられたという。しかし彼らはめげることなく、新型のMRIが導入された96年に実験を再開。こんどは別の難題に直面する。

一連の実験は、MRI装置がおかれた撮像室とモニタールームのあいだのガラス窓をスクリーンで遮蔽し、音声モニターでのみ外部と連絡のとれる状況下で行なわれたが、このシチュエーションでも被験者、とくに男性には多大なストレスがあったらしい。96年の実験に参加した6組の男女のうち3組は「部分的挿入」にとどまり、残り3組も「挿入はほぼ完遂」したものの、満足のいく画像は得られず、研究者たちはまたも冷笑をあびる結果となったのだった。しかし2年後の98年、彼らの努力はついに実を結ぶ。実験の成功はバイアグラ（薬物名はシルデナフィル、血管拡張作用をもつ）の登場という、まさしく「天の配剤」によるものだった。この年おこなわれた2回の実験では、いずれのペアも男性が1時間前にシルデナフィル25ミリグラムを服用、しかもこの時点での撮像時間は約12秒に短縮されており、シャープで美しい矢状断面像によるMRI版《性交解剖図》［115頁］がついに獲得できたのだった。

この研究の最大の成果は、エレクトしたペニスがブーメランの形状をしているという発見。ペニスの全長の約3分の1は体幹内に隠れていて、約3分の2をしめる突出部とは120度ほどの角度をなしている。つまり「く」の字状に曲がっており、この点ではレオナルドもディキンソンも誤っていたことが、はじめて指摘されたのだ。たしかにすばらしい発見にちがいないが、しかし、こんなに基本的な解剖学的事実がつい近年まで見落とされていたことのほうが、ずっと驚きなのではあるまいか。

MRIおよびシルデナフィルをつかった性交男女の観察は、フランス・モンペリエの研究グループも試みており、2001年とその翌年に論文を発表している（文献20・21）。研究者たちはペニスのブーメラン形状を再確認し、性行為中のペニス先端と子宮の位置関係についてさらに突っこんだ検討をくわえているものの、先行研究の追認だけでは科学の進歩は望めない。そこで彼らの第二論文では、世界ではじめてリアエントリー（後背位）の断層撮影に挑戦、また射精直後のいわゆる〝房後のけだるさ〟状態の撮像も試み（正常位）、ペニス先端から出た精液が子宮頸部に移動しているようすを画像で確認している。性交中の男女の生理学的な反応には心理学的要素や個人差が大きく関与しており、ひきつづき複数の被験者ペアを観察する必要があると、研究者たちは論文の末尾で述べている。科学はつねに前進していかねばならないとする研究者たちの姿勢には、きっとレオナルドも諸手をあげて賛同してくれるにちがいない。

レオナルドはペニスについても、とても興味ぶかい観察メモをのこしている。その一部をご紹介すると……。

〈陰茎についていえば、それが固くなっているときは、太くて長く、密で重い。柔らかであるときは、小さく短く弱々しい。つまり柔らかくて力がない――このことから次の如く判断される。即ちここには肉とか風が充満するのでなく、動脈血が横溢《おういつ》するのであると。このことを私は、この部分を硬直させて死んだ者において見た。というのは、多くの者はこの状態で死に、殊に絞首刑による死体がそうであった。私はこれらの死体の解剖を見たが、その部分は大変に密で固く、大量の血液が充満していて、……内部の肉が真赤になっているのを見た／K&P39vA〉

〈陰茎の始まる所は、交接の際の活動力に耐えうるように、櫛の骨（恥骨）についている。もしこの骨がなかったならば、陰茎は抵抗にあって押し戻され、行為されているものの体内に入るよりむしろ行為しているものの体内にめり込むほうが多いだろう／K&P54vA〉

おわりに

レオナルドと自然

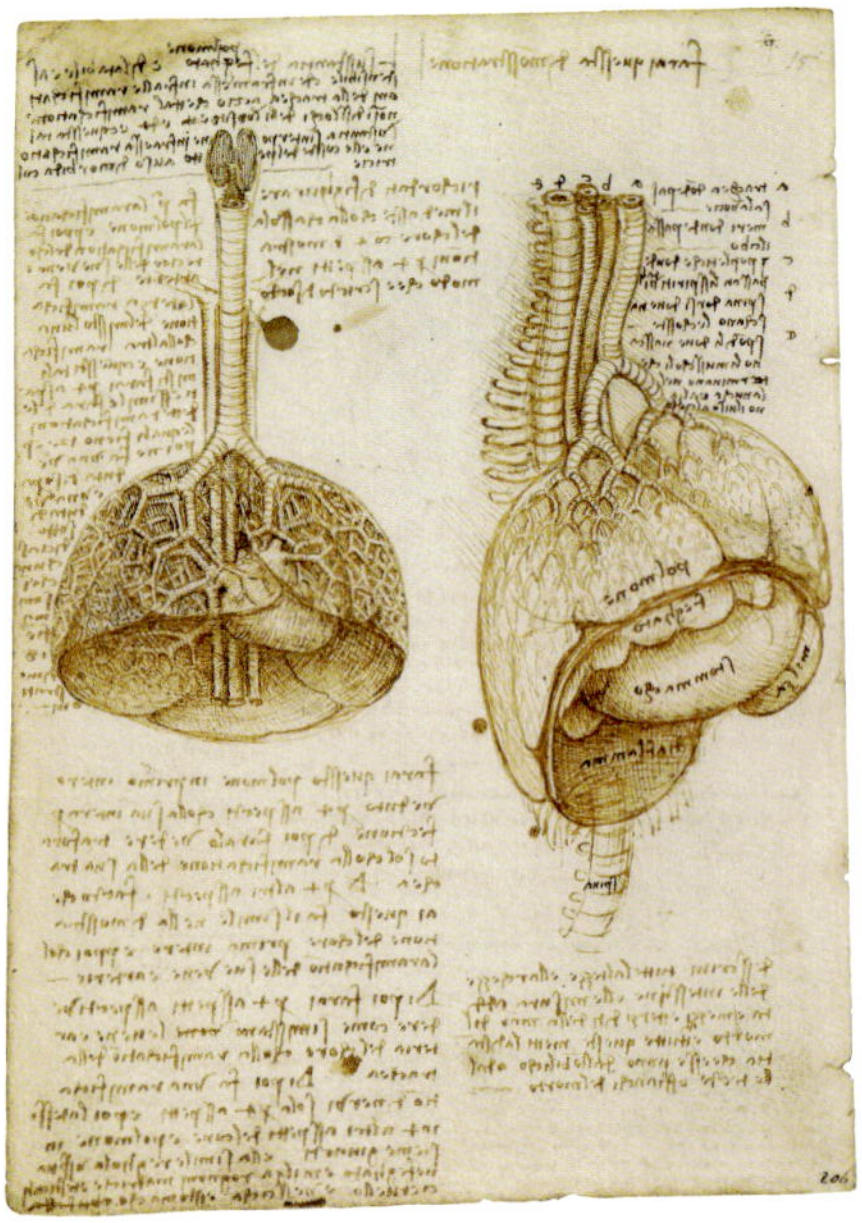

K&P53v RL19054v

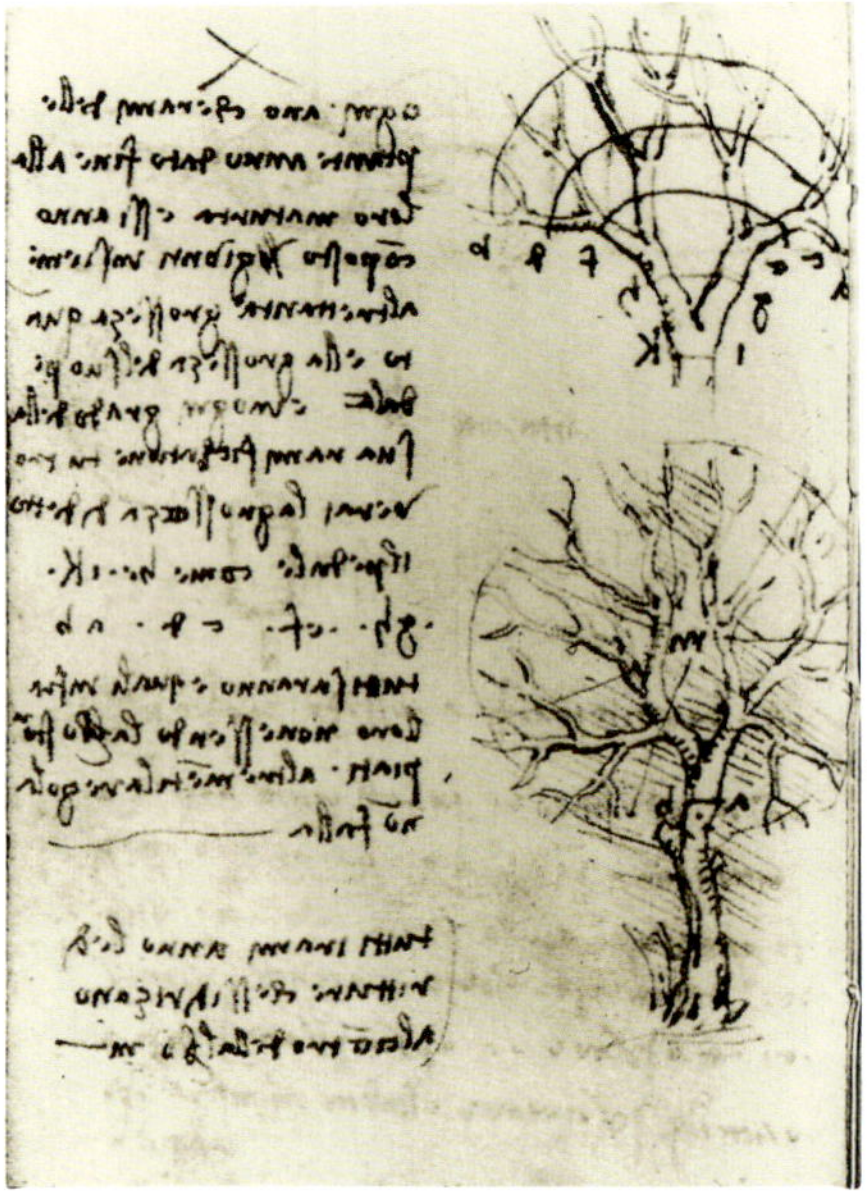

9.6 × 6.7cm / MS M 78v, Bibliothèque de l'Institut de France, Paris

右／レオナルドのルールを図示した「パリ手稿M」の一紙葉。〈毎年、植物の枝がその成長を終えたとき、枝を全部寄せ集めると、その太さの和は幹の根元の太さとほぼ等しくなる〉
左／2図ともに肺内の気管支分岐は極度に規則化・様式化されていて(左は直線的な亀甲繋ぎ型、右は曲線カスケード型)、フラクタル図形をみる印象。絡みあう樹木の天井画や組紐文様の紋章など、レオナルドは複雑な連続パターンのデザインにも強い興味をよせていた。

ルネサンス絵画に描かれる樹木の枝ぶりは、なぜあんなにも不自然なのだろう。レオナルドとて例外ではなく、《ジネヴラ・デ・ベンチ》（1474〜78年）にも《聖アンナと聖母子》（1503〜19年）にも、異様にシンメトリックで幹の細い、現実ばなれした樹木を描いている。ルネサンス的な「理想化」された枝ぶりといえばそれまでだが、しかしそのいっぽうで彼は「パリ手稿I」に、自然界の樹木の成長パターンに関するきわめて明敏な観察をのこしている。

〈木の枝は、高さの各段階でその全部を合せると、幹の根元の太さに等しい〉

右ページに掲げた図から読みとれるように、大地に根をはった主幹が分岐するたびに枝は細くなり、しかし分岐した枝の本数は増えていく。このとき各分岐ステージごとの「枝の断面積×枝の本数」は一定であるとレオナルドは看破したのである。この規則はたいへんシンプルで、かつこれに従えばとても自然な枝ぶりがつくりだせるので、コンピュータによる樹木イメージ作成のアルゴリズムにも活用されているという。さらに2011年12月に物理学誌「フィジカル・レヴュー・レターズ」に発表された論文（文献29）では、この「レオナルドのルール」が、①樹木の基本構造が「自己相似的」すなわちフラクタルであること、②どの枝も風圧に耐えうる太さをもつこと、のふたつの与件から数学的に導出できることが示された。もちろんレオナルドは数式をあやつったわけでも、また何本も樹を伐りたおして幹や枝の断面積を測定したわけでもなく、お得意の〝アバウトな直観力〟で自然界の隠れた法則を見切っただけのことだったろう。興味ぶかいことに、レオナルドは、このルールを気管支の解剖学にも適用する。

〈気管に入るすべての空気は、その分岐が生じるすべての段階で同じ量であり、それは年ごとに樹木に生じる枝の場合と同じである。つまり、毎年生じる枝の太さの合計は、その木の幹の太さに等しい／K&P157v A〉

気管は肺内で細分化していくが、細く枝分かれした細気管支の断面積を足しあわせれば、樹木と同様に、枝分かれする前の気管の断面積と等しくなるはずで、したがって単位面積あたりの空気流量はどのステージでも等しいはずだ、という洞察である。これを念頭において、彼が描いた肺内の気管支図［118頁］をみてみよう。かつてはブタの解剖にもとづく所見図と考えられていたが、むしろ分岐の概念を示すための想像図とみるべきだと、山田致知教授は指摘する。気管が2本の気管支に分岐し〈さらに二分岐を繰り返して網を構成する〉[A]のはモンディーノの記載にしたがったもので、この「モンディーノの規則」と「レオナルドのルール」にしたがえば、これらの気管支図がじっさいの解剖によらずとも、ほぼ自動筆記的に描きだせることに注意したい。

　解剖学研究のさまざまな局面でレオナルドは、長年の自然観察で見いだした種々の「規則」を利用した。ヒトとサルの腕力のちがいや、前歯と奥歯の咬合力の差の分析にあたっては梃子の原理をもちだし、血流中の心臓弁の動きに関しては得意の流体力学を活用し、生体の構造と機能を理解しようとつとめた。

　レオナルドにとって自然とは、全能のデザイナーすなわち造物主としての「神」とイコールの存在であり、そのデザイナーの技の冴えっぷりを人体内部に見いだすことは、大いなる悦びであったにちがいない。〈自然が生産する際の手段に欠陥があるのでない限り、自然の生み出すいかなる種属の動物においても、余分なものとか足りないものはない／K&P156v〉[A]とか、あるいは人間を機械になぞらえて〈この機械の第一の設計者を讃えよ／K&P148v〉[A]とも書いている。彼の解剖学は医療者の視点をほぼ完全に欠いているが、それも当然のことで、レオナルドは人体を、医師《フィジシャン》としてではなく物理学者《フィジシスト》として探究したのである。

　レオナルドの自然観察の根底にあったのは、「自然は美しい」とするつよい仰慕《ぎょうぼ》の感覚だ。私たちが住まうこの地球を美しいとみなすことは、いまでこそ人類共通の認識であるけれど、中世ヨーロッパではまったく事情がことなり、キリスト教の宇宙観では、地球は宇宙で最低の場所だと考えられていた。宇宙の中心とはすなわち宇宙でもっとも低い場所であり、土も水も、植物も動物も、地球の中心にむけて落ちていく（それゆえ重力の問題は論じられる必要がなかった）。人間はその罪深さにふさわしく宇宙のどん底でうごめいているのであり、崇高な魂は汚れた地球から解き放たれて宇宙の高みに昇り、いっぽう大天使ルシフェルは傲慢の罪をもって天界から堕ち、落下した勢いで土中にもぐり、地球の中心すなわち宇宙の中心にサタンとして君臨する。地球は宇宙でもっとも地獄に近い場所であり、天動説とはすなわち穢土《えど》思想にほかならない。

この「汚れた地球」セオリーを打破し、地球の美しさを疑いのない明白さで最初に指摘したのはガリレオ・ガリレイで、1610年に公刊された革命的著作『星界の報告』にはこう記されている。

〈地球は運動と光とを欠如しているという理由で、星の回転から除外しなければならないと主張する人びとがいる。こういう人びとには……太陽光線の地球による反射を、多くの推論と実験とにもとづいて、きわめて有効に証明しよう。そして、地球が遊星であり、輝きにおいて月を凌駕していること、世界の底によどんでいる汚い滓ではないことを示そう〉

ガリレオは望遠鏡で月を観察し、その表面が地球からの反射光で照らされていること、すなわち地球もまた輝ける星のひとつであることを見いだし、その発見を高らかに謳いあげたのだが、ガリレオに1世紀さきだつレオナルドも、地球の輝きに気づいていた。

〈地球は……他のあらゆる星辰とまったく同様に太陽の映像を奪ってこれを宇宙に照りかえす〉[B]

ほかにも彼の手稿には、〈地球が星であることを証明する〉[B]とか〈地球の高貴性を証明〉[B]などといった、ガリレオ以降の「美しい地球」観を先どりするようなフレーズが散見される。なぜそんなアイディアに到達することができたのか？

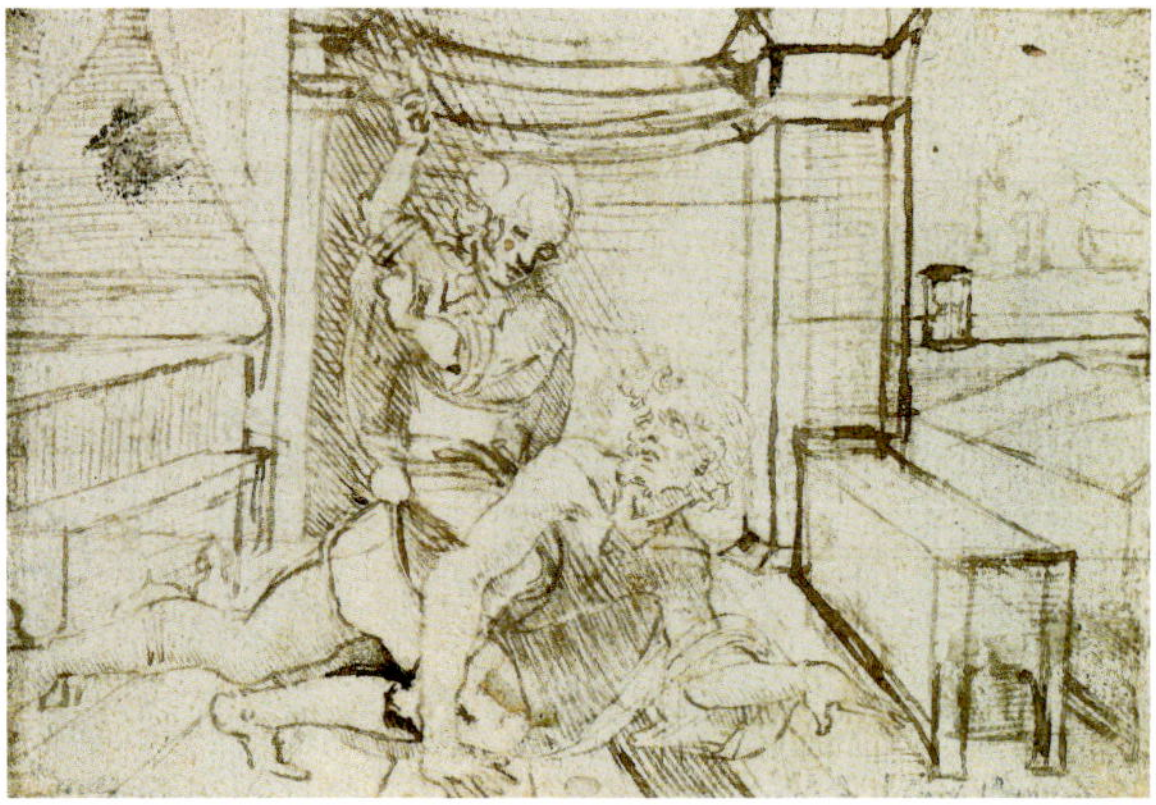

もはや古代の哲人の権威にとらわれる必要はない、というLDVの決意表明か。
《アリストテレスとフィリス》
1480年頃　ペン、インク、紙
ハンブルク、ハンブルク美術館

1490年ごろから、彼の手記には〈経験の弟子レオナルド〉とか〈他人のことばからよりも、経験から引用すべきだ〉といった、「経験」の重要性を強調し、かつ権威への盲従をいましめる記述が多く見られるようになる。ルネサンス知識人のつねとして、レオナルドも古典すなわちギリシャ・ローマの知の体系を学習することから自己深化の探究をすすめていくのだが、しかし観察結果と見くらべながら自然哲学や解剖学の古典を読みすすめるほどに、古代の著述家たちのウソが眼につくようになる。というのも著述家たちの多くが「観る人」というより「考える人」であったからで、プラトンやアリストテレスも例外ではない。こと自然事象に関するかぎり「ちょっとだけ観て、あとはロゴスの世界に沈潜してしまう」早合点タイプの賢人がもっとも困りもので、『ティマイオス』や『天について』をひもとけば、人間がいかに誤りやすいかを如実にしめす、多くの実例に出会えるだろう。不幸にして哲人たちはたいへんにロジカルかつ能弁だったから、自然哲学の古典には説得力に富む、しかし内容は嘘っぱちである言説が氾濫し、それが後代の宗教思想と結びつき、中世末期ともなると、きわめていびつで、かつ堅牢な世界観をつくりあげ、これに歯向かう者には容赦のない攻撃がくわえられたのだった。

レオナルドの素描《アリストテレスとフィリス》は、中世ヨーロッパに流布した「哲人に意趣がえしする美女」の物語を描いたもの。マケドニアの王子アレクサンダーの教育係アリストテレスは、勉学の邪魔になるとして未来の大王とフィリスの恋を引き裂く。愛しい人から遠ざけられたフィリスはこれを恨み、哲学者に色目をつかって恋ごころを抱かせ、欲望のとりことなったアリストテレスはある日、命じられるままに美女を背中にのせ果樹園を這いまわるにいたる。その痴態を、フィリスはあらかじめ示しあわせておいた王妃や侍女たちに見せつけ、老学者の名誉と面目を一気に失わせたのだ。

古代の賢人たちや聖書の勇者たちがいかに簡単に女の色香に迷い、骨抜きにされるかを描く「女の力」のモティーフは16世紀の北ヨーロッパで大流行し、ルカス・ファン・ライデンやハンス・バルドゥング・グリーンらの作例が数多く残る。レオナルドの素描は、美術史的にみればその先駆けのひとつとみなせるが、ルネサンス以降の自然科学史をたどるとき、この図はあらたな意味あいをもってくる。17世紀以降の自然科学は、アリストテレスの権威――たとえば、地球は宇宙の中心にあるとか、物体は力を加えつづけるかぎり運動をつづける（実際には力を加えるのをやめても慣性により運動しつづける）とか、自然には真空は存在しない（トリチェリは水銀とガラス管の実験でこれに異をとなえた）といった考え方――を覆すかたちで進んでいくのだから。

レオナルドはアリストテレスの宇宙観を論破したわけではないし、また近代の自然科学の発展に直接的な寄与をしたのでもない。しかし、こと自然観に関するかぎり、古代の哲人たちよりもはるかにガリレオやケプラーにちかいところに立っていた。観る人レオナルドは、画家として自然を凝視し、宇宙が驚異に満ちていることを見いだし、そのなかで自然にたいする畏敬をバックボーンとするポジティヴな宇宙観を創りあげていったのだろう。自然の美しさを絵画にえがき、観察と実験からえられたワクワクするような新知見を手稿につづる――この両輪が、中年以降のレオナルドをつきうごかす原動力であり、そのどちらが欠けても、彼は自分の人生をものたりなく感じたにちがいない。ミクロコスモスとマクロコスモスの照応関係を見いだすだけで、彼のコスモロジーが完結したはずはあるまい。ふたつのコスモスはどちらも美と驚きにみちていて、そしてそこに束の間の生を授かった私たち人間は、曇りないまっすぐな視線をつらぬくことでこれらの美と驚きとを見いだしうるのだという確固たる信念が、レオナルドの宇宙観を支えていたように思えてならない。

参考文献

01.『レオナルド・ダ・ヴィンチ　解剖手稿』　全3巻＋別冊　原典翻刻・注解＝ケネス・D・キール＋カルロ・ペドレッティ　日本語版監修＝山田致知　訳＝裾分一弘＋清水純一＋池田廉＋斎藤泰弘＋山田致知＋小野健一＋萬年甫＋古川冬彦　岩波書店　1982年

02.『レオナルド・ダ・ヴィンチ　パリ手稿』　原典翻刻・注記・原典イタリア語訳＝アウグスト・マリノーニ　訳＝斎藤泰弘＋三神弘彦＋裾分一弘＋西山重徳＋日高健一郎　岩波書店　1988〜1995年

03.『レオナルド・ダ・ヴィンチ素描集　英国王室ウィンザー城所蔵』　全3巻　解説＝ケネス・クラーク＋カルロ・ペドレッティ　訳＝細井雄介＋佐藤栄利子＋横山正＋村上陽一郎＋養老孟司　朝倉書店　1997年

04.『レオナルド・ダ・ヴィンチの手記　上／下』　訳＝杉浦明平　岩波書店　1954年／1958年

05. 裾分一弘『レオナルドの手稿、素描・素画に関する基礎的研究　研究篇・資料篇』　中央公論美術出版　2004年

06. ロバート・ペイン『レオナルド・ダ・ヴィンチ』　訳＝鈴木主税　草思社　1982年

07. 山田致知「レオナルド・ダ・ヴィンチの人体解剖」／「日伊文化研究」23号所収　1985年

08. マーティン・クレイトン＋ロン・フィロ『レオナルド・ダ・ヴィンチ　人体解剖図』　同朋舎出版　1995年

09.「レオナルド・ダ・ヴィンチ展　直筆ノート『レスター手稿』日本初公開」図録　監修＋執筆＝裾分一弘＋片桐頼継＋A.ヴェッツォージ　レオナルド・ダ・ヴィンチ展実行委員会　2005年

10. ガリレオ・ガリレイ『星界の報告　他一篇』　訳＝山田慶児＋谷泰　岩波書店　1976年

11. プラトン「ティマイオス」　訳＝種山恭子／『プラトン全集12』所収　岩波書店　1975年

12. ジョルジョ・ヴァザーリ『ルネサンス画人伝』　訳＝平川祐弘＋小谷年司＋田中英道　白水社　1982年

13. シンガー／アンダーウッド『医学の歴史1　古代から産業革命まで』　訳＝酒井シヅ＋深瀬泰旦　朝倉書店　1985年

14. ガレノス『ヒッポクラテスとプラトンの学説1』　訳＝内山勝利＋木原志乃　京都大学学術出版会　2005年

15. 坂井建雄『人体観の歴史』　岩波書店　2008年

16. Charles D.O'Malley and J.B.de C.M.Saunders, *Leonardo da Vinci: on the Human Body*, Henry Schuman, 1952

17. Francis Robicsek, Leonardo da Vinci and the Sinuses of Valsalva, *Annals of Thoracic Surgery*, Vol.52, 1991

18. Wayne Mitzner and Elizabeth Wagner, On the purported discovery of the bronchial circulation by Leonardo da Vinci, *Journal of Applied Physiology*, 73(3), September, 1992

19. Willibrord Weijmar Schultz et al., Magnetic resonance imaging of male and female genitals during coitus and female sexual arousal, *BMJ*, Vol.319 (December 18-25), 1999

20. A.Faix et al., Magnetic Resonance Imaging of Sexual Intercourse: Initial Experience, *Journal of Sex & Marital Therapy*, 27:475-482, 2001

21. A.Faix et al., Magnetic Resonance Imaging of Sexual Intercourse: Second Experience in Missionary Position and Initial Experience in Posterior Position, *Journal of Sex & Marital Therapy*, 28(s):63-76, 2002

22. M.Gharib et al., Leonardo's vision of flow visualization, *Experiments in Fluids*, 33(219-223), 2002

23. Rumy Hilloowala, Leonardo da Vinci, Visual Perspective and the Crystalline Sphere (lens): If only Leonardo had had a Freezer, *Vesalius*, 10(1), 2004

24. Martin Kemp, *Leonardo da Vinci: Experience, Experiment, and Design*, Princeton University Press, 2006

25. Martin Clayton and Ron Philo, *Leonardo da Vinci: The Mechanics of Man*, Royal Collection Enterprises Ltd, 2010

26. Philippe Walter et al., Revealing the *sufmato* Technique of Leonardo da Vinci by X-Ray Fluorescence Spectroscopy, *Angewandte Chemie International Edition*, Vol.49, 6125-6128, 2010

27. Pascal Cotte and Martin Kemp, La Bella Principessa and the Warsaw Sforziad, 2011

28. Luke Syson with Larry Keith, *Leonardo da Vinci: Painter at the Court of Milan*, National Gallery Company, London, 2011

29. Christophe Eloy, Leonardo's Rule, Self-Similarity, and Wind-Induced Stresses in Trees, *Physical Review Letters*, Vol.107, 16 December 2011

30. Martin Clayton and Ron Philo, *Leonardo da Vinci: Anatomist*, Royal Collection Enterprises Ltd, 2012

31. The Notebooks of Leonardo da Vinci, edited by Jean Paul Richter, 1880 www.fromoldbooks.org/Richter-NotebooksOfLeonardo/

レオナルドのテキスト、および関連ドキュメント類について
上記の文献より引用させていただきました。典拠の略号は下記のとおりです。
A……文献01より引用。引用文中の〔　〕内は、翻訳者による注記。
B……文献04より引用。
C……文献05より引用。
D……文献06より引用。

左頁／「解剖手稿B」には文字だけで埋められたページもある。ここでレオナルドは魔術や錬金術を激しく攻撃している(K&P 49v)。

写真

Amanaimages
p2, 4-5, 8, 13, 21, 22, 23, 24, 33, 34, 45, 46, 54, 55, 56, 57, 58, 60, 62, 67, 68, 69, 70, 71, 72, 73, 83, 84-85, 86, 87, 94, 104, 105, 111, 118左, 125

PPS通信社
p3, 31, 37, 41, 43, 49, 53, 65, 74, 122, 128

Courtesy of Dr.Rumy Hilloowala
p99

編集協力・ブックデザイン

長田年伸

シンボルマーク

久里洋二

「とんぼの本」は、美術、歴史、文学、旅をテーマとするヴィジュアルの入門書・案内書のシリーズです。創刊は1983年。シリーズ名は「視野を広く持ちたい」という思いから名づけたものです。

レオナルド・ダ・ヴィンチ　人体解剖《じんたいかいぼう》図《ず》を読《よ》み解《と》く

発行　2013年4月20日

著者　前橋重二《まえはしじゅうじ》
発行者　佐藤隆信
発行所　株式会社新潮社
住所　〒162-8711 東京都新宿区矢来町71
電話　編集部 03-3266-5611
読者係 03-3266-5111
ホームページ　http://www.shinchosha.co.jp/tonbo/
印刷所　凸版印刷株式会社
製本所　加藤製本株式会社
カバー印刷所　錦明印刷株式会社

ISBN978-4-10-602243-2 C0371

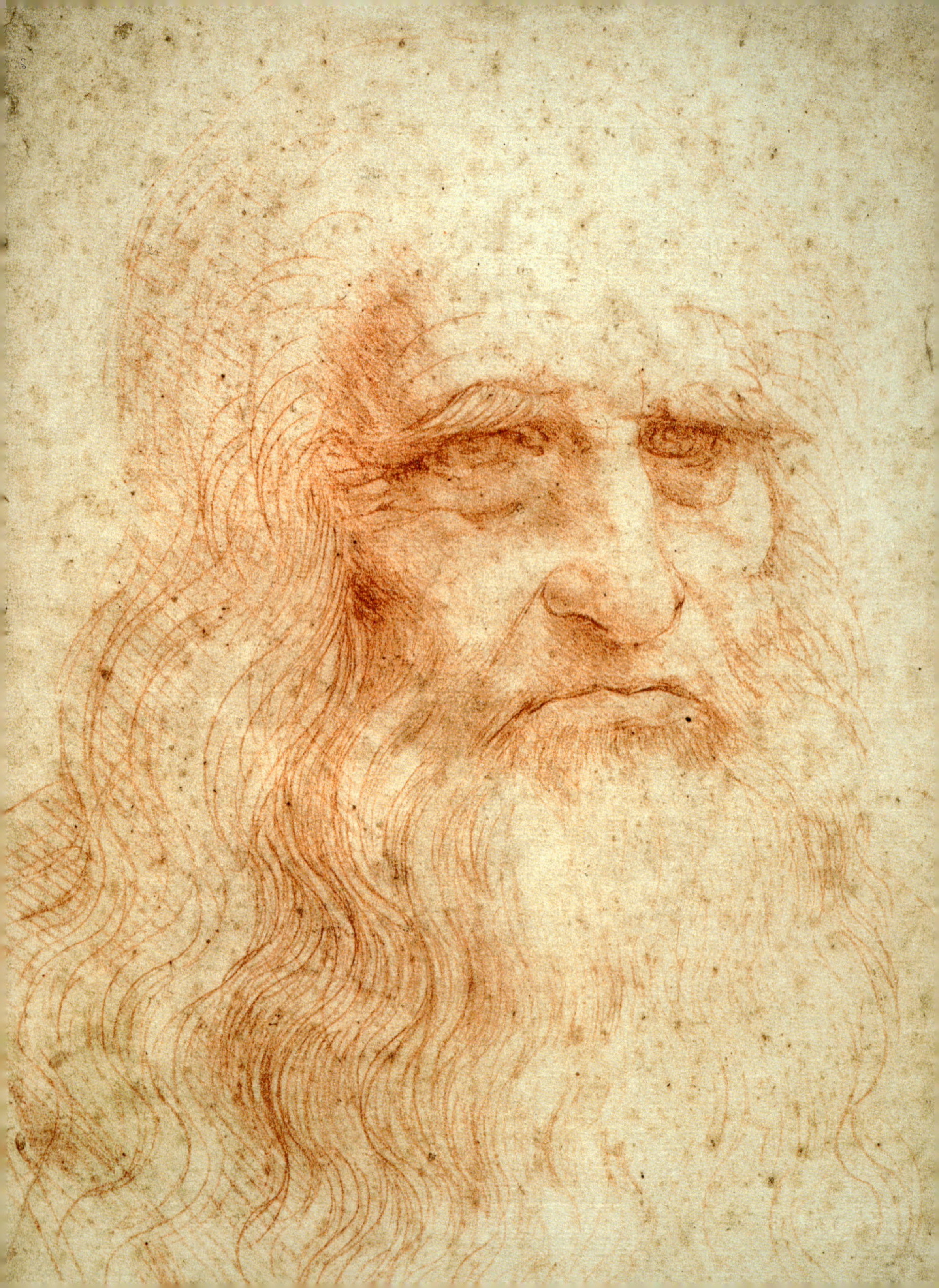